AGNN

ARBEITSGEMEINSCHAFT IN
NORDDEUTSCHLAND TÄTIGER NOTÄRZTE e.V.

Seminar "Fachkunde Rettungsdienst"
Zusatzbezeichnung Rettungsmedizin

Fallbeispiele aus der
Notfallmedizin

**Herausgegeben von
M. Schlaeger, V. Doerges, S. Wirtz**

**Unter Mitarbeit der Mitglieder des Fortbildungsausschusses der
AGNN**

Berichte aus der Medizin

Sebastian Wirtz, Volker Dörges, Michael Schlaeger

Fachkunde Rettungsdienst

Fallbeispiele aus der Notfallmedizin

Shaker Verlag
Aachen 2001

Die Deutsche Bibliothek - CIP-Einheitsaufnahme

Wirtz, Sebastian; Dörges, Volker; Schlaeger, Michael:
Fachkunde Rettungsdienst : Fallbeispiele aus der Notfallmedizin /
Sebastian Wirtz, Volker Dörges, Michael Schlaeger.
Aachen : Shaker, 2001
    (Berichte aus der Medizin)
    ISBN 3-8265-8459-7

ISBN 3-8265-8459-7
ISSN 0945-0890

Shaker Verlag GmbH • Postfach 1290 • 52013 Aachen
Telefon: 02407 / 95 96 - 0 • Telefax: 02407 / 95 96 - 9
Internet: www.shaker.de • eMail: info@shaker.de

Der Vorstand der AGNN 2000-2002

Der Vorsitzende
Dr. med. Michael Schlaeger
Städtisches Klinikum Braunschweig
CA Anästhesieabteilung
Holwedestraße 16
38118 Braunschweig
Schlaeger-Braunschweig@t-online.de

Der Sektionsvorsitzende Niedersachsen/Bremen, Stellvertreter des Vorsitzenden	**Der Sektionsvorsitzende Schleswig-Holstein/Hamburg, Stellvertreter des Vorsitzenden**
Dr. med. Berhard Birmes	**PD Dr. med. Volker Dörges**
Christliches Krankenhaus	Medizinische Universität zu Lübeck
CA Anästhesieabteilung	OA Klinik für Anästhesiologie
Danziger Straße	Ratzeburger Allee 160
49610 Quakenbrück	23538 Lübeck
B.Birmes@t-online.de	V.Doerges@t-online.de
Der Fortbildungsbeauftrgte Sektion N/HB	**Der Fortbildungsbeauftragte Sektion SH/HH**
PD Dr. med. Andreas Seekamp	**Dr. med. Sebastian Wirtz**
Medizinische Hochschule Hannover	Allgemeines KKrankenhaus Altona
Unfallchirurgische Klinik	Abteilung für Anästhesiologie und operative
Carl-Neuberg-Straße 1	Intensivmedizin
30625 Hannover	Paul-Ehrlich-Straße 1
aseekamp@t-online.de	22763 Hamburg
	S.Wirtz@t-online.de
Der Beisitzer Sektion N/HB	**Der Beisitzer Sektion SH/HH**
Dr. med. Martin Götz	**Peer Knacke**
c/o Senator für Frauen, Gesundheit, Jugend, Soziales	Ostholstein-Kliniken Eutin
und Umweltschutz	Anästhesieabteilung
Birkenstraße 34	Janusstraße 22
28195 Bremen	23701 Eutin
mgoetz@gesundheit.bremen.de	P.Knacke@t-online.de
Der Schriftführer	**Der Schatzmeister und Vorsitzende der**
Dr. med. Frank Kirstein	**Fortbildungsakademie**
Städtisches Klinikum Braunschweig	**PD Dr. med. Georg von Knobelsdorff**
Unfallchirurgische Klinik	**CA Abteilung für Anästhesiologie**
Holwedestraße 16	St. Bernward Krankenhaus Hildesheim
38118 Braunschweig	Treiberstrasse 9
F.Kirstein@t-online.de	31134 Hildesheim
	pd.dr.g.von.knobelsdorff@bernward-khs.de

Der Beisitzer
Dr. med. Heinzpeter Moecke
AK Barmbek
CA Abteilung für Anästhesie und operative Intensivmedizin
Rübenkamp 148
22291 Hamburg

Die Fortbildungsakademie der AGNN 2000

Der Vorsitzende
PD Dr. G. von Knobelsdorff

Dr. P.G. Knacke	Dr. H. Krause
Dr. A. Peter	PD. Dr. A. Seekamp
Dr. N. Veth	Dr. S. Wirtz

I

!!! WARNUNG !!!

Lernbeispiele, <u>keine</u> Lehrbeispiele

Diese Fallbeispielsammlung enthält ausschließlich real dargestellte Einsatzabläufe, welche häufig auftretende Probleme bei Notarzteinsätzen wiedergeben.

Dementsprechend dürfen diese Fallbeispiele nicht diskussions- bzw. kommentarlos als Muster oder Anleitung für die notärztliche Tätigkeit angesehen werden, insbesondere die beschriebenen therapeutischen Maßnahmen sind nicht in jedem Fall kritiklos zu übernehmen!

Die Fortbildungsakademie der AGNN

Vorwort

Die AGNN veranstaltet seit 1982 Seminare für Ärzte, die im Notarztdienst tätig sind, oder ihre Tätigkeit dort aufnehmen wollen. Neben den nach Vorgaben notwendigen Vorträgen und praktischen Übungen war es stets unser Anliegen, die Teilnehmer in Kleingruppen anhand von Fallbeispielen zur Vertiefung der Seminarinhalte mit einem Tutor arbeiten zu lassen. Ziel der Gruppenarbeit ist es, die in den realen Fallbeispielen gemachten Fehler herauszuarbeiten und bessere Falllösungen zu erarbeiten. Diese Form der Gruppenarbeit hat sich stets als sehr beliebt und lernzielorientiert erwiesen.

Wenn wir jetzt die gesammelten Fallbeispiele in Buchform herausgeben, soll dies zu einer weiteren Verbreitung der Diskussion beitzragen. Den Lesern dieses Buches sei an dieser Stelle gesagt, dass es sich um reale Fallbeispiele handelt, die häufig nicht nach der von uns gewünschten medizinischen Therapie verlaufen sind. Sie sollen, wie eh und je, das Gerüst für eine Falldiskussion nach dem derzeitigen medizinischen Wissensstand bilden, um die Teilnehmer auf den richtigen therapeutischen Weg zu führen.

Ich möchte an dieser Stelle ganz besonders auch dem Mitgliedern des Fortbildungsausschusses der AGNN danken, die uns diese Fallbeispiele in der erforderlichen didaktischen Form zusammengetragen und zur Verfügung gestellt haben.

Für die Herausgeber

Dr. M. Schlaeger

Inhaltsverzeichnis

Im Rettungsdienst häufig verwendete Abkürzungen

Rettungsmittel:

KTW	*Krankentransportwagen*
RTW	*Rettungswagen:* Versorgung und Transport von Notfallpatienten.
NEF	*Notarzteinsatzfahrzeug:* Transport von Notarzt und Ausrüstung zum Notfallort im Rendezvous-System mit RTW. Keine Möglichkeit zum Patiententransport.
NAW	*Notarztwagen:* RTW mit Notarzt und erweiterter Ausrüstung.
RTH klarer	*Rettungstransporthubschrauber:* Mit Notarzt besetzter Hubschrauber für Versorgung und Transport von Notfallpatienten (nur tagsüber und bei Sicht von Sonnenaufgang bis Sonnenuntergang einsatzfähig).
ITH	*Intensivtransporthubschrauber:* Mit Notarzt besetzter Hubschrauber zum Transport von Intensivpatienten; häufig nachtflugtauglich.

Personal:

NA	*Notarzt*
LNA	*Leitender Notarzt*
LNG	*Leitende Notarztgruppe*
RettAss	*Rettungsassistent*
RS	*Rettungssanitäter*
SEG	*Schnelle Einsatzgruppe*

Institutionen und Begriffe:

RD	*Rettungsdienst*
RLST/RTLST	*Rettungsleitstelle*
RW	*Rettungswache*
RDG	*Rettungsdienstgesetz*
DVO	*Durchführungsverordnung*

Maßeinheiten:

AF	*Atemfrequenz* **[f/min]**
AMV	*Atemminutenvolumen* **[l/min]**
PEEP	*positive endexspiratory pressure* **[cm H$_2$O]**
FiO$_2$	*inspiratorischer O$_2$-Anteil*
ED	*Außendurchmesser* **[mm]**
ID	*Innendurchmesser* **[mm]**
F	*Maßeinheit für ID;* 1F = 1Ch = 1/3 mm
G	*Gauge:* internationale DIN-Norm für Außendurchmesser
Ch	*Außendurchmesser nach Charriere*; 1 Ch = 1/3 mm
mmHg	*Millimeter Quecksilbersäule:* Einheit für Druck
J	*Joule:* SI-Einheit für Energie; 1J = 1 Wattsekunde **[Ws]**
W	*Watt:* abgeleitete SI-Einheit für Leistung, **[W]**, 1 Watt = 1 Volt x 1 Ampere = 1 J/sec
Ws	*Wattsekunde:* = **[J]** Einheit für Energie
SpO$_2$	*periphere O$_2$-Sättigung* **[%]**
etCO$_2$	*endexspiratorischer CO$_2$-Partialdruck* **[mmHG]**

AGNN - Fallbeispiel Nr. 1

1. Alarmierung:

Über Fernschreiber: "Notfall Erkrankung, Verdacht auf Herzinfarkt"

2. Anfahrtzeit:

6 Minuten

3. Lage:

Der Einsatzort ist eine Drei-Zimmer-Wohnung im 3. Obergeschoß eines Mietswohnhauses. Der Patient befindet sich im Wohnzimmer. Es handelt sich um einen dem Aspekt nach auf 50 Jahre zu schätzenden, normalwüchsigen Mann. Er liegt ruhig auf dem Sofa und ist mit einer Wolldecke bedeckt. Obwohl etwa Mittagszeit ist, trägt er einen Schlafanzug. Der Patient ist auffallend blaß. Die Rettungswagenbesatzung bereitet gerade die Sauerstoffinhalation vor.

Frage A:	Weiteres Vorgehen?

4. Notfallanamnese und Befund:

Der Oberkörper des Patienten wird entkleidet.

4.1 Angaben des Patienten:
Der Patient ist als Arbeiter auf einer Werft beschäftigt. Vor zwei Tagen habe er in der Mittagspause heftige Schmerzen in der Brust bekommen und habe nicht mehr durchatmen können. Er sei in die Medizinische Notfallaufnahme des Krankenhauses B eingeliefert worden. Dort habe man ihn bis zum nächsten Morgen beobachtet, mehrfach ein EKG abgeleitet und Blutproben abgenommen. Ein Hinweis für einen Herzinfarkt konnte nicht gefunden werden, darum habe man ihn nach Hause entlassen. Er fühle sich seit dem Schmerzereignis schlapp und sei zu Hause im Bett geblieben. Die Schmerzen seien seit einer Spritze im Krankenhaus gebessert, jedoch gelegentlich auch wieder stärker gewesen. Sie sind am stärksten hinter dem unteren Brustbein und strahlen in den Rücken aus. Ihm sei auch übel. Er habe aber nicht erbrochen. Wenn er aus dem Bett aufstehe, sei ihm seit gestern schwindelig und er schwitze sehr stark. Der Hausarzt habe ihn vorerst krankgeschrieben, morgen solle er zu einer Untersuchung in die Praxis kommen.

Jetzt sei er vor etwa einer 1/2 Stunde nach dem Aufstehen aus dem Bett ohnmächtig geworden. Seine Frau habe den Rettungswagen gerufen, weil sie den Hausarzt nicht erreichen konnte. Im Liegen gehe es ihm jetzt wieder besser. Schmerzen habe er z.Zt. nicht. Er sei sonst eigentlich immer gesund gewesen. Wohl durch den Schichtdienst auf der Werft habe er gelegentlich Magenschmerzen. Medikamente nehme er nicht ein.

4.2 Befund:
52-jähriger Mann in normalem EZ, keine Cyanose, Haut schweißig, blaß, Konjunktiven blaß, Zunge feucht, weiß-grau belegt, externe Halsvenen im Liegen nicht gefüllt. RR 100/60, P: 116/min., regelmäßig, flach; Auskultation: Lungen seitengleich belüftet, keine RG, Herztöne unauffällig. Abdomen: Druckschmerz im Epigastrium und linken Hypochondrium, kaum Abwehrspannung. Monitor-EKG: Sinustachykardie. Die Pulsoxymetrie zeigt 97% SpO_2 an.

Frage B: *Welche zusätzlichen Angaben zur Anamnese bzw. klinischen Befunde werden benötigt ?*

Frage C: *Verdachtsdiagnosen ?*

Frage D: *Therapievorschläge ?*

Auf gezielte Fragen gibt der Patient an, seit etwa einer Woche Teerstühle abzusetzen.

Vorläufige Diagnose:

1.   Gastroinstestinale Blutung

2.   Hämorrhagischer Schock

5. Therapie:

5.1   großlumige intravenöse Kunststoffverweilkanüle am Unterarm (14 G)

5.2   Schockbekämpfung mit 500 ml Plasmaersatzmittel: HAESSTERIL®

6. Verlauf:

Unter der Infusion unveränderte Kreislaufsituation: RR 100/60 mmHg, Puls: Tachykardie

| Frage E: | Weiteres Vorgehen? |

1. Welche Maßnahmen sind vor dem Abtransport erforderlich ?

2. Zeitpunkt des Abtransportes?

3. Welche Überwachung ist auf dem Transport erforderlich?

4. Transportmittel: RTW ?, NAW ?, RTH ?

5. Welche Anforderungen sind an die Ausstattung des weiterbehandelnden Krankenhauses zu stellen?

7. Transport und Einlieferung:

Da die Blutungsquelle vom Notarzt nicht gestillt werden kann, ist mit einer schnellen Besserung der Kreislaufparameter nicht zu rechnen. Unter fortgesetzter Schockbekämpfung mit Plasmaersatzinfusion wird der Patient mit dem NAW unverzüglich abtransportiert. Auf dem Transport werden die Pulsfrequenz mittels eines EKG-Monitors, der Blutdruck und sie Sauerstoffsättigung überwacht.

Das nächstgelegene Notfallversorgungskrankenhaus mit der Möglichkeit zur gastroinstestinalen Endoskopie und einer allgemein-chirurgischen Abteilung ist für die Aufnahme geeignet. Eine Intensivstation muß zur Überwachung vorhanden sein.

Nach mündlicher Übergabe an den Aufnahmearzt wird ein leserliches Einsatzprotokoll hinterlassen.

Frage F: *Abschlußdiskussion*

AGNN - Fallbeispiel Nr. 2

1. Alarmierung:

Über Fernschreiber: Notfall Erkrankung, Uhrzeit 15.58 h ...
Einsatzort etc. ..., Rettungswagen 15B ebenfalls ausgerückt.

2. Anfahrtzeit:

10 Minuten

3. Lage:

Der Einsatzort befindet sich in einer 3-Zimmer-Wohnung im 2. Obergeschoß eines modernen Wohnhauses. Der ebenfalls eingesetzte Rettungswagen ist erst wenige Minuten vor dem NAW angekommen.

Im Schlafzimmer der Wohnung liegt auf dem Bett ein auf etwa 65 Jahre zu schätzender Mann von durchschnittlichem Körperwuchs. Er ist mit einem Schlafanzug bekleidet und wimmert vor Schmerzen. Die Besatzung des RTW steht neben dem Bett und macht gerade ihr Sauerstoffinhalationsgerät einsatzbereit. Zudem befindet sich die Ehefrau des Patienten im Schlafzimmer und ein mit Mantel bekleideter Mann in mittlerem Lebensalter, der von der Ehefrau als der Hausarzt des Patienten vorgestellt wird.

Dieser reagiert sehr unwirsch auf das Erscheinen der NAW-Besatzung und gibt zu verstehen, daß er die Alarmierung des Rettungsdienstes durch die Ehefrau für übertrieben hält. Dann verabschiedet er sich sogleich und will die Wohnung verlassen. Erst auf dringende Nachfrage des Notarztes teilt er zur Anamnese mit, daß der Patient bei ihm wegen eines chronischen Leberschadens in regelmäßiger Behandlung sei. Außerdem habe er in den letzten Wochen unter rezidivierenden Fieberschüben bei einer akuten Sinusitis gelitten, weswegen vor etwa 8 Tagen dem Patienten 7 Zähne extrahiert werden mußten. Heute morgen sei der Patient noch bei ihm in der Praxis gewesen, um eine intravenöse Vitamininjektion zu erhalten. Mit dem Hinweis auf weitere wichtige Hausbesuche verläßt der Hausarzt eilig die Wohnung.

Frage A:	Weiteres Vorgehen?

Lernbeispiele, keine Lehrbeispiele. Die Fallbeispiele beschreiben typische Problemsituationen in der täglichen notärztlichen Praxis. Sie sind nicht als Anleitung zur Behandlung bestimmt.

4. Notfallanamnese und Befund:

Während die Rettungsassiatenten die Sauerstoffnasensonde und das Monitor-EKG anlegen, erhebt der Notarzt eine kurze Anamnese vom Patienten selbst.

4.1 Anamnese:

Der Patient gibt an, seit etwa 3 Stunden heftige Schmerzen hinter dem Brustbein zu haben, welche in die linke Schulter ausstrahlen. Er sei noch nie herzkrank gewesen. Gelegentlich habe er unter einer leichten Gastritis gelitten, dies jedoch schon seit mehreren Jahren nicht mehr. Er habe das Gefühl, schlecht durchatmen zu können. Ihm sei nicht übel, er habe auch nicht erbrochen. Die Verdauung sei normal gewesen, Teerstühle habe er nicht abgesetzt. Seit den Zahnextraktionen vor einer Woche seien die Fieberschübe nicht mehr aufgetreten. Akutes Gelenkrheuma habe er niemals gehabt. Eigentlich habe er sich seit einer Woche täglich zunehmend besser gefühlt. Er sei auch nicht bettlägerig gewesen.

4.2 Befund:

65-jähriger Mann in reduziertem AZ und ausreichendem EZ, blaß-graues Hautkolorit, etwas schweißig, auffallend schmerzgequält, stöhnt und wimmert zwischen den Antworten bei der Anamneseerhebung. Lunge auskultatorisch unauffällig. Herztöne sehr leise, kaum beurteilbar. Abdomen weich, nicht druckempfindlich. RR 130/80 mmHg, Puls 66/min., regelmäßig. Monitor-EKG: Sinusrhythmus, keine Extrasystolen, keine Erregungsrückbildungsstörungen. Die Pulsoxymetrie zeigt 92% SpO_2 an.

Während der Anamneseerhebung punktiert der Notarzt mit einer Plastikverweilkanüle eine periphere Vene am rechten Unterarm des Patienten und schließt eine Infusion mit 500 ml Ringer-Lösung an. Im Verlauf der Untersuchung verliert der Patient plötzlich das Bewußtsein und erleidet einen generalisierten cerebralen Krampfanfall. Die Spontanatmung ist erhalten.

Frage B:	Welche zusätzlichen Angaben zur Anamnese bzw. klinischen Befunde werden benötigt?

Frage C:	Verdachtsdiagnosen?

Frage D:	Therapievorschläge?

Das Monitor-EKG zeigt Kammerflattern ! An der rechten A. carotis ist kein Puls mehr tastbar !

Vorläufige Diagnose:

Myokardinfarkt

5. Therapie:

5.1   Sofortige externe Defibrillation mit 200 J.

Danach: wiedereinsetzender Sinusrhythmus mit einigen polytopen ventrikulären Extrasystolen. A. carotis- und A. radialis-Puls sofort wieder tastbar. Der Patient schlägt die Augen auf und ist wieder ansprechbar.

5.2   Intravenöse Injektion von 100 mg XYLOCAIN®.

5.3   RR 130/80 mmHg, Injektion von 0,1 mg FENTANYL® i.v.

5.4   Anschluß eines Injektomaten an das Infusionssystem über einen Drei-Wege-Hahn mit 25 mg Nitroglyzerin/25 ml mit 2 ml/h.

6. Verlauf:

Unter der Therapie ist der Patient schmerzfrei und kreislaufstabil. Im EKG werden keine Extrasystolen mehr gesehen. Es besteht ein Sinusrhythmus mit einer Frequenz von 100/min.

| *Frage E:*   *Weiteres Vorgehen?* |

| 1.   *Welche Maßnahmen sind vor dem Abtransport erforderlich?* |

| 2.   *Zeitpunkt des Abtransportes?* |

| 3.   *Welche Überwachung ist auf dem Transport erforderlich?* |

| 4.   *Transportmittel: RTW?, NAW?, RTH?* |

| 5.   *Welche Anforderungen sind an die Ausstattung des weiterbehandelnden Krankenhauses zu stellen?* |

Aus der Wohnung des Patienten nimmt der Notarzt telefonisch Kontakt mit der Kardiologischen Intensivtherapiestation des Universitätskrankenhauses auf. Er fragt an, ob dort ein Platz für einen Infarktpatienten zur sofortigen systemischen Fibrinolyse frei ist. Es wird ihm mitgeteilt, daß an dem Universitätskrankenhaus keine Aufnahmemöglichkeit besteht.

7. Transport und Einlieferung:

Nach Voranmeldung über Funk wird darum der Patient in das nächstgelegene Notfallversorgungskrankenhaus unter ständiger Überwachung des Monitor-EKG, des Blutdrucks und der Sauerstoffsättigung transportiert. Auf dem Transport wird die Sauerstoffinsufflation über eine Nasensonde fortgesetzt.

Der Patient wird in die Medizinische Intensivstation des Notfallversorgungskrankenhauses eingeliefert. Dort besteht die Möglichkeit zur systemischen Kurzfibrinolyse.

Nach zunächst mündlicher Übergabe an den diensthabenden Stationsarzt wird ein leserliches Einsatzprotokoll hinterlassen.

Frage F:	*Abschlußdiskussion*

AGNN - Fallbeispiel Nr. 3

1. Alarmierung:

Über Fernschreiber der NAW-Station: "Notfall Erkrankung, Verdacht auf Herzinfarkt".
Alarmierungszeit: 23.01 Uhr.

2. Anfahrtzeit:

8 Minuten

3. Lage:

Der Einsatzort kann mit dem Notarztwagen nicht erreicht werden, da sich vor dem zweistöckigen Mietswohnhaus eine Großbaustelle befindet. Die Einweisung erfolgt durch einen Rettungsassistenten des bereits am Einsatzort befindlichen Rettungswagens. Es müssen bis zum Hauseingang etwa 200 m zu Fuß zurückgelegt werden. Es handelt sich um ein älteres Mietswohnhaus. Das Treppenhaus ist so schmal, daß es nicht möglich ist, die Trage des RTW zum Einsatzort im 2. Obergeschoß mitzunehmen.

In der Küche einer engen 2-Zimmer-Wohnung im 2. Obergeschoß sitzt ein etwa 60-jähriger Mann mit geöffnetem Oberhemdkragen, stark schwitzend, auf einem Stuhl am Küchentisch. Sein Gesicht ist gerötet.

In der Küche befinden sich zudem eine jüngere und eine ältere Frau - offenbar Angehörige des Mannes - sowie der 2. Rettungsassistent des Rettungswagens. Der Mann macht zunächst keinen schwerkranken Eindruck. Er spricht deutlich und ohne Mühe.

Frage A:	Weiteres Vorgehen?

4. Notfallanamnese und Befund:

4.1 Angaben des Patienten:
Der Patient berichtet, er habe vor etwa 20 Minuten, als er die Wohnung seiner Tochter verlassen wollte, plötzlich auf der Treppe ein starkes Druckgefühl in der Brust verspürt. Er habe nicht durchatmen können und stark geschwitzt. Schmerzen in der Brust habe er nicht gehabt, es sei ihm auch nicht übel geworden.
Vor sieben Jahren habe er einen Herzinfarkt durchgemacht. Damals habe er im Krankenhaus auf der Intensivstation gelegen, weil es ihm zunächst sehr schlecht gegangen sei. Er solle Herzrhythmusstörungen gehabt haben. Seither werde er mit MARCUMAR® behandelt. Andere Medikamente nehme er regelmäßig nicht ein, nur bei Bedarf Nitroglyzerinkapseln. Diese habe er in den vergangenen Jahren selten benötigt. Soeben habe er jedoch zwei zerbissen. Seither gehe es ihm besser. Das Druckgefühl in der Brust sei verschwunden. Ähnliche Zustände habe er in den ersten zwei Jahren nach dem Herzinfarkt häufiger gehabt. Jedoch könne er sich nicht erinnern, daß sie so heftig gewesen seien wie heute.

4.2 Befund:
56-jähriger Mann in adipösem EZ, keine Zyanose, Haut und Oberbekleidung schweißnaß, RR im Sitzen 180/120 mmHg, P: 100/min., regelmäßig, Monitor-EKG: Sinusrhythmus, Nachschwankungen ableitungsentsprechend unauffällig. Keine Ödeme, keine Jugularveneneinflußstauung im Sitzen.
Auskultation wegen Baustellenlärm nur unsicher möglich: Pulmo keine Atemnebengeräusche, Herztöne nicht sicher beurteilbar, SpO_2 92%.

Frage B: *Welche zusätzlichen Angaben zur Anamnese bzw. klinischen Befunde werden benötigt ?*

Frage C: *Vorläufige Diagnosen ?*

Frage D: *Therapievorschläge ?*

Lernbeispiele, keine Lehrbeispiele. Die Fallbeispiele beschreiben typische Problemsituationen in der täglichen notärztlichen Praxis. Sie sind nicht als Anleitung zur Behandlung bestimmt.

Zu Frage B:

B.1. Auf Nachfrage legt der Patient dem Notarzt seine Antikoagulationskarte vor. Der vor einer Woche zuletzt bestimmte Quick-Wert betrug 19%. Im Verlauf der vergangenen zwei Monate war der Quick-Wert unter der gleichen Einstellung stets um 20%.

B.2. Der Patient hatte in den letzten Tagen normalen Stuhlgang, insbesondere keine Teerstühle. Ebenso war der Urin nicht dunkel.

B.3. Der Blutdruck des Patienten war in den vergangenen Jahren bei wiederholten hausärztlichen Messungen häufiger erhöht, in der Regel Werte um 160/90 mmHg.

Vorläufige Diagnose:

Angina pectoris bei bekannter KHK

5. Therapie:

Da der Patient z.Zt. beschwerdefrei ist, wird der Abtransport ohne weitere ärztliche Maßnahmen mit dem Rettungswagen in das nächste Notfallversorgungskrankenhaus angeordnet. In diesem hat sich der Patient auch nach seinem durchgemachten Herzinfarkt in stationärer Behandlung befunden.

Da ein Transport in dem schmalen Treppenhaus auf einer Krankentrage nicht möglich ist, wird der Patient von zwei Feuerwehrbeamten im "Goldenen Stuhl" die Treppe hinuntergetragen. Dort wird er im Treppenhaus auf die Trage gelegt und dann zum Rettungswagen getragen, der sich auch etwa 200 m vom Hauseingang entfernt befindet,

6. Verlauf:

Auf dem Transport zu dem Rettungswagen klagt der Patient plötzlich erneut über heftiges Druckgefühl und Schmerzen in der Brust. Er ist deutlich sprechdyspnoisch. Da der Rettungswagen fast erreicht ist und die NAW-Besatzung eine mobile Ausrüstung noch bei sich trägt, wird der Patient beschleunigt in den RTW gebracht. Der Patient ist jetzt tief zyanotisch, hustet Schaum aus und ist in offenbar panischer Angst und stark motorisch unruhig. Er wird mit dem Oberkörper fast senkrecht gelagert.

Frage E: *Weiteres Vorgehen?*

Therapievorschläge?

Lernbeispiele, keine Lehrbeispiele. Die Fallbeispiele beschreiben typische Problemsituationen in der täglichen notärztlichen Praxis. Sie sind nicht als Anleitung zur Behandlung bestimmt.

7. Therapie:

7.1 Nasale Sauerstoffzuuhr 6 l/min

7.2 Anlegen von EKG-Elektroden für den Monitor durch die NAW-Rettungsassistenten: Sinusrhythmus, Pulsfrequenz 120/min., keine Extrasystolen.

7.3 RR 200/140 mmHg.

7.4 Anlage eines peripher-venösen Zugangs

7.5 Zwischenzeitlich Vorbereiten einer Infusion von 500 ml Ringer-Laktat mit Zusatz von 25 mg Nitroglyzerin und Anschließen der Infusion durch einen Rettungsassistenten.

7.6 Intravenöse Injektion von 60 mg LASIX®.

7.7 Intravenöse Injektion von 0,1 mg FENTANYL®.

7.8 Intravenöse Injektion von 2 mg BELOC®.

8. Weiterer Verlauf:

Seit der Ankunft im RTW sind etwa 10 Minuten vergangen. Auch unter der eingeleiteten Behandlung verschlechtert sich der Zustand des Patienten weiter. Bei rasselnder Spontanatmung und blutig-tingiertem Schaumaustritt aus dem Mund und beiden Nasenlöchern ist der Patient jetzt nicht mehr ansprechbar. Die tiefdunkle Zyanose besteht weiter. Unter laufender Nitroglyzerininfusion: RR 170/100 mmHg, Monitor-EKG: Sinusrhythmus, Frequenz 110/min.

Frage F:	*Weitere Maßnahmen?*

Therapievorschläge?

9. Weitere Therapie:

9.1.1 Umgehende orotracheale Intubation (Tubus ID 8,0 mm), Blockung und Fixierung des Tubus incl Beißschutz.

9.1.2 Wegen Abwehrbewegung des Patienten während der Intubation intravenöse Injektion von 12 mg Hypnomidate® durch einen Rettungsassistenten.

9.3. Kontrollierte, apparative Beatmung mit dem Oxylog (AMV 12 l, AF 10/min, PEEP +10 cm H_2O, Airmix).

9.4. Zur Adaptierung an die kontrollierte Beatmung im weiteren: Fraktioniert insgesamt 0,3 mg FENTANYL® i.v., 14 mg HYPNOMIDATE®, 8 mg PANCURONIUM® i.v..

9.5. 40 mg LASIX® i.v.

10. Verlauf:

Auch unter den beschriebenen Maßnahmen bleibt das Lungenödem in den folgenden zwanzig Minuten weiter bestehen. In jeder Exspirationsphase spritzt der Schaum aus dem PEEP-Ventil !

Zeitweise werden im Monitor-EKG polytope ventrikuläre Extrasystolen beobachtet, die auch salvenartig auftreten. Das Oxylog-Gerät wird von Airmix auf 100% Sauerstoff umgestellt. Die Extrasystolen verschwinden jetzt. RR 170/100 mmHg. Trotz der forcierten LASIX®-Therapie wird kein weiterer Urin ausgeschieden.

Frage G:	Weiteres Vorgehen?

	Therapievorschläge?

---

11. Therapie:

11.1   Antihypertensive Therapie mit Urapidil (EBRANTIL®) , 25 mg fraktioniert

12. Verlauf:

Nach gründlichem Absaugen durch den Orotracheal-Tubus bleibt das PEEP-Ventil jetzt weitgehend trocken. RR 140/90 mmHg., Monitor-EKG: Sinusrhythmus, Frequenz 100/min., keine Extrasystolen, SpO$_2$ 93%.

Frage H: *Weiteres Vorgehen?*

1.   Welche   Maßnahmen   sind   vor   dem   Abtransport erforderlich?

2.   Zeitpunkt des Abtransportes?

3.   Welche Überwachung ist auf dem Transport erforderlich?

4.   Transportmittel: RTW?, NAW?, RTH?

5.   Welche Anforderungen sind an die Ausstattung des weiterbehandelnden Krankenhauses zu stellen?

13. Transport und Einlieferung:

Unter Fortsetzung der Monitor-EKG-Überwachung, der kontrollierten Beatmung und der Nitroglycerin-Infusion wird der Patient im RTW in notärztlicher Begleitung in das schon genannte nächstgelegene Notfallversorgungskrankenhaus transportiert. Die Transportzeit beträgt etwa 12 Minuten.

Über Funk wird die Einweisung des Patienten auf der Intensivstation der Medizinischen Abteilung dieses Krankenhauses angemeldet. Dabei wird darauf hingewiesen, daß der Patient intubiert und beatmet ist.

Zudem ist der Patient in diesem Krankenhaus zumindest nach Aktenlage bekannt. Die Intensivstation dieses Krankenhauses verfügt über alle notwendigen Einrichtungen zur Akutbehandlung des Patienten. Koronarangiographie und Kardiochirurgie sind an diesem Krankenhaus jedoch nicht möglich.

Nach mündlicher Übergabe an den diensthabenden Arzt der Intensivstation wird ein leserliches Einsatzprotokol erstellt.

Frage I:	*Abschlußdiskussion*

AGNN - Fallbeispiel Nr. 4

1. Alarmierung über Fernschreiber:

Vom RTW: " Fehlgeburt. NAW ausrücken ".

2. Anfahrtzeit:

Auf vereisten Straßen im Feierabendverkehr 12 Minuten.

3. Lage:

Der Einsatzort befindet sich in der Parterrewohnung eines Mietswohnhauses in der Neubausiedlung einer Großstadt. Wegen größerer Rasenflächen und Hecken ist der Hauseingang erst nach ca. 100 m Fußweg erreichbar. Extreme Eisglätte behindert die NAW-Besatzung (1 Notarzt, 2 Feuerwehrbeamte).

Auf dem Bett im Schlafzimmer liegt eine etwa 30-jährige Frau in erkennbar fortgeschrittener Schwangerschaft. Vier andere jüngere Frauen - offenbar Nachbarinnen - und die RTW-Besatzung befinden sich ebenfalls in dem Raum.

Nach Angaben des RTW-Einsatzleiters ist die Frau im 8. Monat schwanger und hat eine starke vaginale Blutung.

Frage A: Weiteres Vorgehen?

Lernbeispiele, keine Lehrbeispiele. Die Fallbeispiele beschreiben typische Problemsituationen in der täglichen notärztlichen Praxis. Sie sind nicht als Anleitung zur Behandlung bestimmt.

Während der Erhebung der Anamnese wird mit einer dicklumigen Kunststoff-verweilkanüle eine Unterarmvene punktiert und eine Infusion (PLASMASTERIL® 500 ml) angelegt. Im gleichen Arbeitsgang wird der Blutdruck gemessen: 160/100 mmHg. Pulsfrequenz 130/min.

4. Notfallanamnese und Befund:

4.1 Anamnese (von der Patientin):
Die Schwangerschaft sei in der 32. Woche. Sie sei bisher komplikationslos verlaufen. Auch Unfälle oder andere Erkrankungen habe die Patientin während der Schwangerschaft nicht gehabt. Zuletzt sei sie vor 5 Tagen zur Untersuchung bei ihrem niedergelassenen Gynäkologen gewesen.

3 weitere vorangegangene Schwangerschaften waren ebenfalls komplikationslos. Fehlgeburten habe sie nie gehabt. Auch sonst sei sie immer gesund gewesen.

Vor etwa 1 Stunde habe sie plötzlich starke Schmerzen im Unterbauch verspürt. Die Schmerzen hätten wehenartigen Charakter. Wenig später hätte eine starke Blutung aus der Scheide eingesetzt. Ob Fruchtwasser dabei abgegangen sei, könne sie nicht beurteilen, da sie auf die Toilette gegangen sei. Sie habe sich dann schwindelig und schwach gefühlt. Eine Freundin habe sie ins Bett gebracht und den Rettungsdienst benachrichtigt.

4.2 Befund:
Haut und sichtbare Schleimhäute anämisch blaß, etwas schweißig, offenbar schmerzgequält. Trotzdem ist die Patientin kooperativ und ruhig. RR jetzt 130/90 mmHg, Pulsfrequenz weiter 130/min.

Bei Inspektion des äußeren Genitales: Blutspuren an beiden Oberschenkeln, stark durchgeblutete Vorlage, frisches Blut an der Vulva.

Palpation des Abdomens: Fundus uteri ca. 4 QF oberhalb des Nabels, Kontraktionen deutlich fühlbar.

Frage B: *Welche zusätzlichen Angaben zur Anamnese bzw. Untersuchungsbefunde sind noch erforderlich ?*

Frage C: *Verdachtsdiagnose ?*

Frage D: *Weitere Maßnahmen ?*

Zu Frage B: Ein orientierender Blick in den Mutterpaß bestätigt den bislang unauffälligen Schwangerschaftsverlauf. Die Blutgruppe der Patientin ist im Mutterpaß eingetragen.

Vorläufige Diagnose:

Verdacht auf vorzeitige Plazentalösung.

5. Therapie:

5.1.   Anschließen eines PARTUSISTEN-Injektomaten über einen Drei-Wege-Hahn an die Infusion (1 Amp. = 0,5 mg/10 ml). Dosierung: 2 ml/h, entsprechend 0,1 mg/h
(therapeutischer Bereich 0,03 mg - 0,18 mg/h)

5.2.   Infusion von weiteren 500 ml PLASMASTERIL® i.v.

5.3.   Erneuerung der Vorlage und Lagerung der Patientin mit übereinander geschlagenen Beinen auf der Trage

5.4.   Schutz vor Wärmeverlust auf dem Transport mit mehreren zusätzlichen Wolldecken

5.5.   O₂ - Insufflation über eine Nasensonde, 5 l/min

Frage E: *Weiteres Vorgehen?*

---

1.   *Welche Maßnahmen sind vor dem Abtransport erforderlich?*

---

2.   *Zeitpunkt des Abtransportes?*

---

3.   *Welche Überwachung ist auf dem Transport erforderlich?*

---

4.   *Transportmittel: RTW?, NAW?, RTH?*

---

5.   *Welche Anforderungen sind an die Ausstattung des weiterbehandelnden Krankenhauses zu stellen?*

---

6. Transport und Einlieferung:

Unter Angabe der Verdachtsdiagnose "vorzeitige Plazentaablösung, starke Blutung" wird über Funk die nächstgelegene, dienstbereite geburtshilfliche Klinik verständigt. Infolge der extremen winterlichen Wetterverhältnisse ist mit einer Transportdauer von 15 bis 20 Minuten zu rechnen. Unter der tokolytischen Behandlung spürt die Patientin keine Kontraktionen mehr. Die Infusionsbehandlung und die Sauerstoffzufuhr werden auf dem Transport im NAW fortgesetzt.

Ebenso findet ein engmaschiges Kreislaufmonitoring mit dem automatischen Blutdruckmeßgerät "LIFESTAT" statt. Die Herzfrequenz wird zusätzlich über ein EKG-Sichtgerät überwacht.

Bei Einlieferung erfolgt die Übergabe der Patientin an das bereits wartende Operationsteam. Hinterlassen eines leserlichen Notarzteinsatzprotokolls. Durch Ultraschalluntersuchung wird ein retroplazentares Hämatom festgestellt. Die Patientin wird unverzüglich per Kaiserschnitt entbunden.

Frage F: *Abschlußdiskussion*

AGNN - Fallbeispiel Nr. 5

1. Alarmierung über Fernschreiber:

"Notfall: Bewußtloses Kleinkind, Einsatzzeit und Einsatzort, RTW 14B ebenfalls ausgerückt".

2. Anfahrtzeit:

12 Minuten

3. Lage:

Regnerisch-kalter Winterabend gegen 18.00 Uhr. Die NAW-Besatzung wird durch einen Rettungsassistenten des zuvor eingetroffenen RTW in das Wohn-/Schlafzimmer der engen Dachgeschoßwohnung einer Vorortvilla geführt. Der Raum ist fast vollständig von einer großen Bettcouch ausgefüllt, auf der eine etwa 28-jährige Frau über einem Kind gebeugt kniet. Das Zimmer ist nur mäßig beleuchtet. Das Kind ist mit einem Schlafanzug bekleidet und zuckt mit Armen und Beinen. Bereits an der Tür hört man die beschleunigte, röchelnde Atmung des Kindes.

Frage A:	Weiteres Vorgehen?

Lernbeispiele, keine Lehrbeispiele. Die Fallbeispiele beschreiben typische Problemsituationen in der täglichen notärztlichen Praxis. Sie sind nicht als Anleitung zur Behandlung bestimmt.

4. Notfallanamnese und Befund:

4.1 Anamnese:
Die junge Frau stellt sich als die Mutter des 4-jährigen Jungen vor.

Seit etwa 3 Tagen sei der Junge an einem heftigen Husten und Schnupfen erkrankt. Er leide häufiger unter Atemwegsinfektionen. Seit gestern abend habe das Kind hohes Fieber, über 39°C rektal. Zuletzt habe sie heute mittag gemessen: 39,5°C.
Vor etwa 20 Minuten habe das Kind einen Krampfanfall bekommen. Da dieser mit unverminderter Intensität anhalte, habe sie nach 5 Minuten die Nachbarin gebeten, den Rettungsdienst zu alarmieren.

Das Kind leide an einem perinatalen hypoxischen Hirnschaden. Beide Beine seien spastisch gelähmt. Seit der Geburt bestünde auch ein Krampfanfallsleiden. Die Krampfanfälle seien in den vergangenen 2 Jahren seltener aufgetreten, zuletzt vor 9 Monaten. Die geistige Entwicklung des Kindes sei normal. Es besuche einen entsprechenden Behindertenkindergarten. Außerdem werde es ständig von einer Kinderneurologin betreut.

4.2 Befund:
Während der Anamneseerhebung bemühen sich die Rettungsassistenten und die Mutter, wenigstens den Oberkörper des krampfenden Kindes zu entkleiden.

4-jähriger, etwa 16 kg schwerer Knabe. Tonisch-klonischer Beugekrampf beider Arme sowie Krampf der Kiefer- und Gesichtsmuskulatur. Grau-zyanotisches Hautkolorit. Atmung beschleunigt, unregelmäßig. Laute röchelnde Atemnebengeräusche. Eine weitere Untersuchung ist nicht möglich!

Frage B: Welche zusätzlichen Angaben zur Anamnese bzw. klinischen Befunde werden noch benötigt?

Frage C: Vorläufige Diagnose?

Frage D: Therapievorschläge ?

Zu Frage B:

Etwa 5 Minuten nach Beginn des Krampfanfalles hat die Mutter dem Kind zwei Cloraldurat-Rektiolen mit Hilfe der Nachbarin verabreicht.

Vorläufige Diagnose:

1. Status epileptikus

2. Fieberhafte Atemwegsinfektion

5. Therapie:

5.1. Fixierung des Kindes durch die Mutter und die Sanitäter.

5.2. O_2-Inhalation über eine lose vorgehaltene Maske

5.3. Punktion der V. jugularis externa links mit einer Plastikverweilkanüle (Jelco Nr. 18) und sorgfältige Sicherung der Kanüle mit Pflaster.

5.4. Anschließen einer Infusion von 500 ml Ringer-Lactat über einen Drei-Wege-Hahn.

5.5. Fraktionierte intravenöse Injektion von insgesamt 5 x 2 mg DORMICUM® innerhalb von 10 Minuten.

5.6. Da durch diese Maßnahmen keine Krampfunterbrechung erreicht wird: 100 mg LUMINAL® i.v.

5.7. Nach etwa 3 bis 4 Minuten Sistieren der Krämpfe bei schlaffem Muskeltonus und mittlerweile insuffizienter Atmung. Die Pulsoxymetrie zeigt 86% an.

Frage E:	*Weiteres Vorgehen?*

6. Verlauf:

6.1. Absaugen des Rachens unter laryngoskopischer Sicht: massive Verlegung des Rachenraumes durch eitriges Bronchialsekret, welches aus der Trachea ständig nachläuft.

6.2. Orotracheale Intubation mit einem Portex-Tubus ID 5,0 mm und endobronchiale Absaugung, die weiter reichlich eitriges Sekret fördert.

6.3. Zur Unterdrückung des Hustenreizes (Hirndruck!) i.v.-Injektion von 0,025 mg FENTANYL®.

6.4 Manuelle Beatmung mit einem Kinderbeatmungsbeutel unter Sauerstoffzusatz (2,5 l/min.).

6.5. Inzwischen Anschließen des Kindes an den EKG-Monitor durch einen Rettungsassistenten.

6.6. Unter den Maßnahmen ist das Hautkolorit des Kindes rosig. EKG: Sinusrhythmus, Frequenz 110/min. SpO$_2$ 96%

Frage F:	*Weiteres Vorgehen?*

| *1.* | *Welche Maßnahmen sind vor dem Abtransport erforderlich* |
| *?* | |

| *2.* | *Zeitpunkt des Abtransportes?* |

| *3.* | *Welche Überwachung ist auf dem Transport erforderlich?* |

| *4.* | *Transportmittel: RTW?, NAW?, RTH?* |

| *5.* | *Welche Anforderungen sind an die Ausstattung des weiterbehandelnden Krankenhauses zu stellen?* |

---

7. Transport und Einlieferung:

Unter Fortsetzung des EKG-Monitorings und der Beatmung wird das Kind nach Voranmeldung über Funk in die nächstgelegene Kinderklinik transportiert.

Diese verfügt über eine Intensivstation mit Beatmungseinheit.

Nach mündlicher Übergabe an den Stationsarzt der Intensivstation wird ein leserliches Notarzteinsatzprotokoll hinterlassen.

Endgültige Diagnosen:

1.   Bronchopneumonie

2.   Pneumokokken-Meningitis

Frage G:	Abschlußdiskussion

Lernbeispiele, keine Lehrbeispiele. Die Fallbeispiele beschreiben typische Problemsituationen in der täglichen notärztlichen Praxis. Sie sind nicht als Anleitung zur Behandlung bestimmt.

AGNN - Fallbeispiel Nr. 6

1. Alarmierung über Fernschreiber:

"Explosion auf einer Fernheizungsbaustelle, 2 RTW und 1 Löschzug ebenfalls alarmiert".

2. Anfahrtzeit:

ca. 6 Minuten

3. Lage:

Bei Ankunft des NAW (Stationssystem, Besatzung: 1 Notarzt, 2 Feuerwehrbeamte) befinden sich mehrere Polizei-Funkstreifenwagen, die beiden RTW und der Löschzug bereits am Schadensort. Der Feuerwehreinsatzleiter und ein Vorarbeiter informieren den Notarzt: In einem in ca. 5 Meter Tiefe verlaufenden Rohrleitungsschacht des Fernwärmenetzes sei es bei Reparaturarbeiten zu einer Explosion gekommen. Zwei Arbeiter seien dort tätig gewesen. Nach eigenen Angaben hätten sie wegen der schlechten Beleuchtung am Schachtboden versucht, ein Feuerzeug anzuzünden. Es habe eine Stichflamme und eine Explosion gegeben. Beide Arbeiter hätten sich selbst ins Freie retten können. Vermutlich habe sich "Sumpfgas" entzündet. Die Arbeiter befänden sich bereits in den Rettungswagen.

Frage A: *Weiteres Vorgehen?*

---

4. Notfallanamnese und Befund:

RTW A:

Auf der Trage befindet sich ein Mann mittleren Lebensalters mit hochgelagertem Oberkörper (Patient A). Nur geringe Rauchspuren im Gesicht. Die beiden Rettungsassistenten des RTW kühlen mit nassen Tüchern Brandwunden II.° an beiden Unterarmen, welche grobgeschätzt etwa 4% KOF ausmachen.

Der Patient sagt, es ginge ihm gut. Bei der Explosion habe er hinter dem Kollegen gestanden, welcher versucht habe, das Feuerzeug zu entzünden. Er habe keinen Hustenreiz und auch keine Schwierigkeiten bei der Atmung. Unter der Kaltwasserkühlung seien die Schmerzen an den Unterarmen erträglich. Jedoch seien die Ohren etwas taub.

RTW B:

Der Patient B liegt ebenfalls mit hochgelagertem Oberkörper auf der Trage. Der Oberkörper wurde bereits von der RTW-Besatzung entkleidet. Beide Hände und Unterarme werden von den Feuerwehrbeamten gekühlt. Intensiver Brandgeruch erfüllt den Behandlungsraum des RTW.

Die gesamte Gesichtshaut ist weißlich verbrannt, Haaransätze, Augenbrauen, Wimpern und Nasenhaare verkohlt. Die Inspektion des Rachens ergibt keinen auffälligen Befund. Beide Hände und Unterarme sind überwiegend drittgradig verbrannt. Geschätzte Ausdehnung der Brandwunden: ca. 15% KOF III.° . Der Patient klagt nicht über Schmerzen oder über Atemnot. Psychisch scheint er noch stark unter den Einwirkungen des Unfalles zu stehen.

RR: 150/90 mmHg., Puls: 110/min., Lungenauskultation: diskretes exspiratorisches Giemen über allen Feldern. SpO_2 : 91%

Frage B: *Weiteres Vorgehen ?*

5. Therapie:

RTW A:

Der Abtransport des Patienten A in das nahegelegene Unfallkrankenhaus A mit dem RTW unter Fortsetzung der Kühlungsbehandlung wird vom Notarzt veranlaßt.

RTW B:

2.1. O_2-Insufflation über eine Nasensonde: 6 l/min.

2.2.   Punktion je einer Ellenbeugen- und Unterarmvene in unverbrannten Hautarealen mit großlumigen Plastikverweilkanülen (Abbocath Nr. 16) und zügige Infusion von je 500 ml PLASMASTERIL® und Ringer -Lösung.

2.3.   Einleitung einer Narkose zur Intubation mit 0,2 mg FENTANYL® und 5 mg DORMICUM®. Da eine ausreichende Narkosetiefe nicht erreicht wird, zusätzlich 10 mg HYPNOMIDATE®. Nach Injektion des HYPNOMIDATE® kommt es zu heftigen dyskinetischen Bewegungen mit Kiefermuskel-Rigidität. Der Patient erbricht reichlich Speisereste (Fleischstücke mit weißen Bohnen) !

Frage C: *Weiteres Vorgehen?*

Lernbeispiele, keine Lehrbeispiele. Die Fallbeispiele beschreiben typische Problemsituationen in der täglichen notärztlichen Praxis. Sie sind nicht als Anleitung zur Behandlung bestimmt.

6. Verlauf:

(Patient B):

6.1.   Kopf wird zur Seite gedreht und der Mund unter Anstrengung mit dem Laryngoskop offen gehalten. Absaugung mit großlumigem Katheter und digitaler Ausräumung der Speisereste, bis das Erbrechen sistiert.

6.2   Nachinjektion von 0,1 mg FENTANYL® i.v. durch den 2. Feuerwehrbeamten in den Infusionsschlauch.

6.3   Nach Lösung der Muskel-Rigidität orotracheale Intubation mit einem Portex-Tubus ID 8,0 mm.

6.4.   Absaugung durch den Endotracheal-Tubus: Nur dünnflüssiges, glasiges Sekret; kein aspirationsverdächtiges Material, keine Kohlepartikel, kein Blut.

6.5   Kontrollierte Beatmung mit dem Oxylog-Gerät: AF: 12/min., AMV: 12 l, FiO_2: 1,0.

6.6.   Wegen Gegenatmung Relaxierung mit 8 mg NORCURON® i.v.

6.7.   Orales Einführen einer Magensonde Ch 16. Absaugen von weiterer Flüssigkeit aus dem Magen.

Frage D: *Weiteres Vorgehen?*

1.   *Welche Maßnahmen sind vor dem Abtransport erforderlich?*

2.   *Zeitpunkt des Abtransportes?*

3.   *Welche Überwachung ist auf dem Transport erforderlich?*

4.   *Transportmittel: RTW ?, NAW ?, RTH ?*

5.   *Welche Anforderungen sind an die Ausstattung des weiterbehandelnden Krankenhauses zu stellen?*

---

7. Transport und Einlieferung:

Nach Voranmeldung über Funk wird der Patient unter kontinuierlichem EKG- und Blutdruck-Monitoring, weiterer Infusion von 500 ml Ringer-Lösung und Fortsetzung der Beatmung mit dem NAW abtransportiert.

Es wird das Unfallversorgungs-Krankenhaus B angefahren, in welchem die definitive Primärversorgung durchgeführt werden soll. Während der Behandlung in der Notaufnahme wird man sich dort um die Vermittlung eines Bettes in einem Spezialzentrum für Brandverletzte bemühen. Dies wird mit Unterstützung des Zentralen Bettennachweises für Schwerbrandverletzte geschehen (Rufnummer: 040 / 42851-3998).

Frage E:	Abschlußdiskussion

Lernbeispiele, keine Lehrbeispiele. Die Fallbeispiele beschreiben typische Problemsituationen in der täglichen notärztlichen Praxis. Sie sind nicht als Anleitung zur Behandlung bestimmt.

AGNN - Fallbeispiel Nr. 7

1. Alarmierung:

Jüngerer Patient mit Atemnot, 13.35 Uhr.

2. Anfahrtzeit:

Nach 12 Minuten gemeinsames Eintreffen von RTW und NEF. Einsatzort ist der 4. Stock eines Mehrfamilienhauses aus den 50er Jahren ohne Fahrstuhl. Treppenhaus: Mittelgeländer, auf jedem vollen und halben Stockwerk 180° -Wendung. Eine junge Frau führt das Einsatzteam in das Wohnzimmer der Etagenwohnung.

3. Lage:

Auf dem Sofa in halbsitzender Position ein mit Schlafanzug und Bademantel bekleideter ca. 25-jähriger Patient, wach, schweißig, tief und schwer atmend.

Frage A: *Weiteres Vorgehen?*

---

4. Notfallanamnese und Befund:

4.1 Anamnese:

Auf Befragen nach den aktuellen Beschwerden gibt der Patient an, daß vor allem eine Luftnot besteht, die sich langsam fortschreitend im Laufe des Vormittags entwickelt habe. Auffällig ist dabei eine deutliche Sprechdyspnoe. Die Fragen nach Thoraxschmerz verneint der Patient.

Die Ehefrau gibt nun an, daß ihr Mann sich schon seit ca. 1 Woche krank fühle. Er habe eine Grippe durchgemacht mit Temperaturen abendlich bis 38,9 °C , zuletzt am Vorabend. Seit dem 8. Lebensjahr sei er zuckerkrank und nehme regelmäßig die Blutzuckerselbstkontrolle sowie die notwendigen Insulininjektionen vor. Während des grippalen Infektes habe er deutlich weniger gegessen, dafür jedoch auch weniger Insulin gespritzt. Wegen des subjektiven Befindens wurde in den letzten 2 Tagen auf die Blutzuckerselbstkontrolle verzichtet. Eingenommen habe ihr Mann lediglich ein frei verkäufliches Grippemittel (Präparat: ILVICO®), sonst keine Medikation.

Unterzuckerungen seien schon mehrmals vorgekommen, jedoch immer rechtzeitig erkannt worden und durch Zuckeraufnahme zu beheben gewesen.

Frage B: *Welche zusätzlichen Angaben zur Anamnese bzw. klinischen Befunde werden benötigt ?*

Lernbeispiele, keine Lehrbeispiele. Die Fallbeispiele beschreiben typische Problemsituationen in der täglichen notärztlichen Praxis. Sie sind nicht als Anleitung zur Behandlung bestimmt.

zu Frage B:

Zusatzinformation auf gezieltes Fragen:

Am heutigen Tage keine Insulininjektion, ebenfalls keine Nahrungsaufnahme.

4.2   Befund:
Der mittlerweile durch die Rettungssanitäter ermittelte Blutdruck liegt bei 105 mmHg systolisch, ein diastolischer Wert kann nicht sicher bestimmt werden. Die Pulsfrequenz beträgt 112/min.. Die körperliche Untersuchung erfolgt in halbsitzender Position, da der Patient die Rückenlage nicht toleriert. Es findet sich ein mäßig adipöser, blasser, nicht zyanotischer Patient, mit feuchtwarmer Haut, schweißig, keine Exsikkose-Zeichen. Es besteht eine erhebliche Hyperventilation. Der kardiale Auskultationsbefund ist nicht zu erheben. Pulmonal: Feuchte, mittelblasige Rasselgeräusche im rechten Mittel- und Unterfeld von klingendem Charakter.

Frage C: *Weiteres Vorgehen?*

Frage D: *Verdachtsdiagnosen ?*

Frage E: *Therapievorschläge ?*

5. Therapie:

Bereits initial wurden 6 l/min. Sauerstoff über Nasensonde appliziert. Die Punktion peripherer Venen ist schwierig, es gelingt das Einlegen von Venenverweilkanülen nur an der Handgelenksinnenseite und auf dem Handrücken. Asservierung einer Blutprobe (Serumröhrchen 10 ml, Blutzuckerröhrchen) und Anlegen von Tropfinfusionen (2 mal 500 ml 0,9%ige NaCl-Lösung mit je 5 mval KCl). Die Fixierung von Klebeelektroden zur EKG-Ableitung ist auf der schweißigen Haut nicht möglich. Es erfolgt daher lediglich die Registrierung eines Rhythmusstreifens über manuell kurzzeitig fixierte Klebeelektroden. Es zeigt sich eine Tachykardie von ca. 112 Schlägen pro Minute, Vorhofaktionen sind nicht sicher zu registrieren.
Das Ergebnis des Blutzuckerschnelltestes liegt bei ca. 300 - 400 mg%.

Frage F:	Weiteres Vorgehen ?

1.	Welche Maßnahmen sind vor dem Abtransport erforderlich?

2.	Zeitpunkt des Abtransportes?

3.	Welche Überwachung ist auf dem Transport erforderlich?

4.	Transportmittel: RTW ?, NAW ?, RTH ?

5.	Welche Anforderungen sind an die Ausstattung des weiterbehandelnden Krankenhauses zu stellen?

6. Vorläufige Diagnosen:

1.   Präcoma diabeticum mit Ketoacidose

2.   Pneumonie

7. Verlauf:

Ca. 15 Minuten nach Beginn der Therapie sind etwa 400 ml der NaCl-Lösung zügig infundiert. Die Hyperventilation hat sich nicht wesentlich gebessert, das subjektive Luftnotgefühl besteht nach wie vor.

Der Blutdruck liegt bei 115 mmHg systolisch, die Herzfrequenz ist auf 104 Schläge pro Minute zurückgegangen.

Jetzt Entscheidung zum Transport in sitzender Position durch zwei Rettungssanitäter im Tragegriff unter kontinuierlicher Sauerstoff-Insufflation. Im Eingangsflur Lagerung auf der RTW-Trage in sitzender Position. Fortführung der Infusionsbehandlung und Transport in den Rettungswagen.
Hierbei fällt eine zirkuläre Schwellung des rechten Handgelenkes auf - Befund im NAW: RR 95/70 mmHg, Frequenz 124/min., der Patient ist tachypnoisch und hyperventiliert. Er wirkt jetzt im Vergleich etwas verlangsamt, von der Atemarbeit deutlich erschöpft. Entfernung der Venenverweilkanüle an der rechten Hand und am Handgelenk. Punktionsversuche anderer peripherer Venen mißlingen.

Frage G: *Weiteres Vorgehen ?* (geschätzte Fahrzeit zur Klinik 14 Minuten)

8. Weiteres Vorgehen:

Einlage einer Braunüle in die Vena jugularis externa ist möglich. Fortführung der forcierten Flüssigkeitssubstitution mit 0,9%-iger NaCl-Lösung, Parallel-Infusion von 20 mval Natriumbikarbonat-Lösung. Ca. 25 Minuten nach Behandlungsbeginn jetzt insgesamt 850 ml NaCl-Lösung infundiert, der Patient wirkt ruhiger, RR 115 mmHg systolisch, Frequenz 108/min.

Parallel zur Behandlung im NAW verständigt der Notarzt mittels Drahtfunkgespräch die internistische Intensivstation der Zentralklinik und kündigt einen 25-jährigen Patienten mit ketoazidotischem Präcoma diabeticum und Verdacht auf Bronchopneumonie an. Die Beschriftung der initial gewonnenen Blutproben wurde kontrolliert.

9. Transport und Einlieferung:

Ca. 30 Minuten nach Therapiebeginn erfolgt unter kontinuierlicher Fortführung der Infusionsbehandlung sowie der Sauerstoff-Insufflation der Transport auf die internistische Intensivstation in einer Einsatzfahrt mit Sonderrechten.

Während des Transportes sind die hämodynamischen Funktionsparameter (Frequenz, Blutdruck) und die Vigilanz ohne Veränderung.

Ca. 45 Minuten nach Therapiebeginn wird der Patient auf der internistischen Wachstation dem diensthabenden Kollegen übergeben. Nachdem insgesamt 1,2 l NaCl-Lösung infundiert worden sind, ist ein RR-Wert von 125 mmHg systolisch und einer Ruhefrequenz von 104/min erreicht. Es folgt die Anfertigung eines leserlichen Übergabeprotokolls zur Therapie-, Befund- und Verlaufsdokumentation.

(Blutgas-Analyse auf der Intensivstation: pH 7,29; pO_2 110 mmHg; pCO_2 22 mmHg; BE -25 mmol/l, Werte der initial gewonnenen Blutproben: Blutzucker 416 mg%, Serumnatrium 148 mmol/l, Serumkalium 3,38 mmol/l).

Frage H: *Abschlußdiskussion*

AGNN - Fallbeispiel Nr. 8

1. Alarmierung:

Über Fernschreiber: "Notfall Erkrankung, Asthmaanfall, Uhrzeit: 21.20 Uhr, Einsatzort etc., Rettungswagen ebenfalls ausgerückt."

2. Anfahrtzeit:

15 Minuten

3. Lage:

Der Einsatzort ist ein Einfamilienhaus in einem Neubaugebiet. Die NAW-Besatzung wird von einer etwa 40 Jahre alten Frau in ein großes Wohnzimmer geführt. Dort ist die gesamte Familie versammelt. Der Patient sitzt vornübergebeugt, nach Luft ringend in einem Sessel. Er ist bereits von der Tür aus zu hören. Der Mann ist nach dem Aspekt auf etwa 50 Jahre zu schätzen. Das Oberhemd ist aufgeknöpft, die RTW-Besatzung hält ihm eine Sauerstoffmaske lose vor das Gesicht.

Frage A: *Weiteres Vorgehen?*

Lernbeispiele, keine Lehrbeispiele. Die Fallbeispiele beschreiben typische Problemsituationen in der täglichen notärztlichen Praxis. Sie sind nicht als Anleitung zur Behandlung bestimmt.

4. Notfallanamnese und Befund:

Während der orientierenden klinischen Untersuchung erhebt der Notarzt bei dem Patienten und seiner Ehefrau die Anamnese.

4.1 Anamnese:
Wegen einer erheblichen Sprechdyspnoe berichtet die Ehefrau folgendes: Seit etwa einem Jahr sei bei ihrem Mann ein Asthma bronchiale bekannt. Er sei allergisch auf Hausstaub und Tierhaare. Zudem sei er z.Zt. wegen Rückenschmerzen in Behandlung und bekomme Spritzen und Tabletten. Es handele sich um ein "rheumatisches Leiden", denn er bekomme ein Antirheumatikum. Die Tablettenpackung ist z.Zt. nicht zur Hand. Die akute Luftnot sei nach der Tabletteneinnahme nach dem Abendessen aufgetreten. Der Patient habe bis heute mittag wie immer in seinem Beruf gearbeitet und sei zuvor niemals ernstlich krank gewesen.

Zur Untersuchung wird der Patient in seiner derzeitigen Position belassen, er wird lediglich von Ober- und Unterhemd entkleidet. Der EKG-Monitor wird mit Klebeelektroden angeschlossen.

4.2 Befund:
Sehr schlanker, schweißnasser, ca. 50-jähriger Mann mit ausgeprägter peripherer und Lippenzyanose. Blutdruck 190/100 mmHg.; Pulsfrequenz 120/min. ; unregelmäßig. Im Monitor-EKG zeigt sich ein Sinusrhythmus mit supraventikulären Extrasystolen. Das Pulsoxymeter zeigt 84% SpO_2 an.

Frage B: Welche zusätzlichen Angaben zur Anamnese bzw. klinischen Befunde werden benötigt?

Frage C: Verdachtsdiagnosen ?

Frage D: Therapievorschläge?

Lernbeispiele, keine Lehrbeispiele. Die Fallbeispiele beschreiben typische Problemsituationen in der täglichen notärztlichen Praxis. Sie sind nicht als Anleitung zur Behandlung bestimmt.

Bei Atembeschwerden benutzt der Patient häufig BEROTEC®-Spray.

Vorläufige Diagnose:

Asthmaanfall

5. Therapie:

5.1.   Punktion einer Handrückenvene links mit einer Plastikverweilkanüle
(Abbocath Nr. 16)

5.2.   i.v.-Gabe von 200 mg EUPHYLLIN®, 5 mg Diazepam und 250 mg Solu-
Decortin®

5.3.   Anlegen einer Infusion von 500 ml Ringer-Lösung mit 20 mmol Kaliumchlorid

6. Verlauf:

Der Patient sagt, er bekomme jetzt besser Luft. Zyanose und Spastik verändern sich jedoch in den nächsten 5 Minuten nicht (SpO$_2$ 86%), jedoch treten Extrasystolen jetzt polytop und gehäuft auf. Entschluß zur Intubation. Der Patient wird aus dem Sessel gehoben und auf den Fußboden gelegt. Währenddessen wird ein Injektomat mit zwei Ampullen PARTUSISTEN® (Fenoterol) vorbereitet (20 ml enthalten 1 mg).

6.1.   Injektion von 20 mg KETANEST®, 5 mg Diazepam und 10 mg HYPNOMIDATE®.

6.2.   Orotracheale Intubation mit einem Portex-Tubus ID 8,0 mm. Beatmung mit Oxylog (AF: 15, AMV: 12 l)

6.3.   Die hypertone Kreislauflage besteht weiter, ebenso die Tachykardie von 130/min. mit supraventrikulären Extrasystolen.

6.4.   Das PARTUSISTEN® wird in einer Dosierung von 0,12 mg/h appliziert.

Wegen erheblicher Gegenatmung werden 40 mg KETANEST®, 5 mg Diazepam und 6 mg PANCURONIUM® verabreicht. Darauf läßt sich der Patient zufriedenstellend kontrolliert beatmen.

Innerhalb der nächsten 5 Minuten deutliche Besserung der Spastik über der gesamten Lunge. Der Blutdruck beträgt inzwischen 150/100 mmHg, die Tachykardie bleibt bestehen, jedoch sind keine supraventrikulären Extrasystolen mehr sichtbar. Die Sauerstoffsättigung liegt bei 95%.

Frage E:	*Weiteres Vorgehen?*

1.	*Welche Maßnahmen sind vor dem Abtransport erforderlich?*

2.	*Zeitpunkt des Abtransportes?*

3.	*Welche Überwachung ist auf dem Transport erforderlich?*

4.	*Transportmittel: RTW ?, NAW ?, RTH ?*

5.	*Welche Anforderungen sind an die Ausstattung des weiterbehandelnden Krankenhauses zu stellen?*

---

7. Transport und Einlieferung:

Unter fortlaufender Kontrolle von Blutdruck, EKG, Beatmung und SpO_2 wird der Patient mit dem NAW auf die Intensivstation des nächstgelegenen Krankenhauses transportiert. Eine Anmeldung erfolgt über Funk. Der Kreislauf ist während des gesamten Transportes stabil, der Patient läßt sich problemlos beatmen. Die Übergabe erfolgt an den diensthabenden Aufnahmearzt, der den Patienten sofort an das bereitstehende Beatmungsgerät anschließt und die Therapie des Notarztes fortführt. Hinterlassen eines leserlichen Einsatzprotokolles.

Frage F:	Abschlußdiskussion

44

Lernbeispiele, keine Lehrbeispiele. Die Fallbeispiele beschreiben typische Problemsituationen in der täglichen notärztlichen Praxis. Sie sind nicht als Anleitung zur Behandlung bestimmt.

AGNN - Fallbeispiel Nr. 9

1. Alarmierung:

Über Fernschreiber: "Notfall Erkrankung, Person nicht ansprechbar, Uhrzeit 9.44 Uhr, Einsatzort etc., Rettungswaren 14E ebenfalls ausgerückt."

2. Anfahrtzeit:

8 Minuten

3. Lage:

Der Einsatzort befindet sich in einer ruhigen Nebenstraße eines Villenvorortes. Es handelt sich um ein gepflegtes, zweistöckiges Einfamilienhaus, das wohl etwa kurz nach der Jahrhundertwende erbaut wurde. An der Gartenpforte zeigt ein Bronzeschild, daß hier eine private Fachschule für Kosmetik untergebacht ist. Der RTW trifft gleichzeitig mit dem NAW ein. Das Rettungsteam wird von einer etwa 50 Jahre alten Dame in das Dachgeschoß des Hauses geführt. Diese stellt sich als Leiterin der Schule vor.

In einem kleinen, aber sehr gepflegt ausgestatteten Dachzimmer liegt auf der Bettcouch eine mit einem Nachthemd bekleidete junge, etwas adipöse Frau. Das Zimmer ist ordentlich aufgeräumt. An der Wand hängt eine Pinwand, an die eine größere Zahl von Farbfotografien angesteckt ist, zudem aber auch drei Kopien von kranialen Computertomogramm-Serien. Neben der Patientin sitzt eine weitere junge Frau, die angibt, Schülerin des Institutes und Zimmernachbarin der Patientin zu sein.

Da die Patientin heute morgen nicht zum Unterricht erschienen sei, sei sie vor etwa einer ½ Stunde hinaufgegangen und habe die Patientin in der beschriebenen Lage vorgefunden.

> *Frage A:* *Weiteres Vorgehen ?*

Lernbeispiele, keine Lehrbeispiele. Die Fallbeispiele beschreiben typische Problemsituationen in der täglichen notärztlichen Praxis. Sie sind nicht als Anleitung zur Behandlung bestimmt.

4. Notfallanamnese und Befund:

Während der orientierenden klinischen Untersuchung erhebt der Notarzt bei der Schulleiterin und der Mitschülerin eine Fremdanamnese.

4.1 Anamnese:
Die Patientin sei 19 Jahre alt und seit 4 Monaten Internatsschülerin des Institutes. Sie habe seit etwa 3 Monaten häufig über starke Kopfschmerzen geklagt und habe deswegen wiederholt dem Unterricht fernbleiben müssen. Aus diesem Grunde habe sie sich vor etwa zwei Monaten in fachneurologische Behandlung begeben. Die Neurologin habe auch das Schädel-Computertomogramm veranlaßt. Soweit man wisse, habe dies jedoch nicht zur Aufklärung der Ursache der Kopfschmerzen beigetragen. Die Neurologin habe der jungen Frau Tabletten verordnet, deren Name jedoch nicht bekannt sei. Die Tablettenpackung stünde sonst immer auf einem Regal im Zimmer, sie ist jetzt aber nicht auffindbar. Ansonsten sei die junge Frau, soweit man wisse, immer gesund gewesen. Sie habe in ihrer Berufsausbildung normale Fortschritte gemacht. In letzter Zeit habe sie Schwierigkeiten mit ihrem Freund gehabt.

4.2 Befund:
Zur Untersuchung wird die Patientin auf den Rücken gedreht und entkleidet. Die Rettungsassistenten schließen das Monitor-EKG an. 19-jährige Frau in gutem AZ und leicht adipösem EZ. Haut warm, Gesicht gerötet, Muskeltonus an den Extremitäten ohne Seitendifferenz schlaff; Spontanatmung in Bauchlage frei, in Rückenlage wohl durch Zurückfallen der Zunge unvollständig verlegt, kann jedoch durch ESMARCHSCHEN Handgriff mühelos kontrolliert werden. Keine Reaktion auf Schmerzreize. Pupillen weit, seitengleich mit prompten Lichtreaktionen.

RR 110/70 mmHg, Puls 100/min., regelmäßig, Monitor-EKG: Sinusrhythmus. Das Pulsoxymeter zeigt 92% SpO$_2$ an. Nachdem die Patientin auf den Rücken gedreht wurde, findet der NAW-Arzt eine Fotografie eines jungen Mannes und eine leere Packung LIBRIUM® Tabs, welche zwanzig Tabletten enthalten hatte. Beides hatte unter dem Körper der Patientin gelegen.

Frage B: *Welche zusätzlichen Angaben zur Anamnese bzw. klinischen Befunde werden benötigt ?*

Frage C: *Verdachtsdiagnosen ?*

Frage D: *Therapievorschläge ?*

Bei der orientierenden Betrachtung des kranialen Computertomogrammes kann der NAW-Arzt keinen groben pathologischen Befund feststellen.

Vorläufige Diagnose:

Benzodiazepin-Intoxikation in suizidaler Absicht

5. Therapie:

5.1.   Punktion einer Handrückenvene mit einer Plastikverweilkanüle (Abbocath Nr. 16) und Entnahme von einigen Tropfen Blut für einen Blutzuckerschnelltest (Visidex: ca. 120 mg%).

5.2.   Anlegen einer Infusion von 500 ml Ringer-Lösung.

5.3.   Langsame Injektion von insgesamt 0,5 mg Flumazenil (ANEXATE®) i.v.

6. Verlauf:

Etwa drei Minuten nach der ANEXATE®-Injektion schlägt die Patientin die Augen auf und ist ansprechbar aber noch somnolent.

Frage E:	Weiteres Vorgehen ?

    1.   Welche Maßnahmen sind vor dem Abtransport erforderlich ?

    2.   Zeitpunkt des Abtransportes ?

    3.   Welche Überwachung ist auf dem Transport erforderlich ?

    4.   Transportmittel: RTW ?, NAW ?, RTH ?

    5.   Welche Anforderungen sind an die Ausstattung des weiterbehandelnden Krankenhauses zu stellen ?

7. Transport und Einlieferung:

Unter fortlaufender Kontrolle von Monitor-EKG und Blutdruck wird die Patientin mit dem NAW in die medizinische Aufnahmestation des nächstgelegenen Notfallversorgungskrankenhauses transportiert. Wegen wieder zunehmender Somnolenz muß auf dem Transport 0,1 mg ANEXATE® i.v. nachinjiziert werden. Der Kreislauf ist stets stabil, die Spontanatmung frei.

Übergabe an den diensthabenden Aufnahmearzt, welcher die Patientin zunächst zur Überwachung für einige Stunden auf die Intensivbehandlungsstation verlegt.

Hinterlassen eines leserlichen Einsatzprotokolles.

Frage F: *Abschlußdiskussion*

Lernbeispiele, keine Lehrbeispiele. Die Fallbeispiele beschreiben typische Problemsituationen in der täglichen notärztlichen Praxis. Sie sind nicht als Anleitung zur Behandlung bestimmt.

AGNN - Fallbeispiel Nr. 10

1. Alarmierung:

Über Fernschreiber: "Hausunfall, Person nicht ansprechbar, Tablettenvergiftung".

2. Anfahrtzeit:

6 Minuten

3. Lage:

Der Einsatzort liegt im 1. Obergeschoß eines Gartenhauses in einem Villenvorort. Er ist nur über eine schmale Holztreppe zu erreichen. Das Haus wird offensichtlich nur von Jugendlichen und Studenten bewohnt. In dem einfach eingerichteten, schmalen Dachzimmer liegt ein mit einem Nachthemd bekleidetes junges Mädchen, von etwa 20 Jahren auf einer Bettcouch. Neben dem Bett liegen mehrere leere Tablettenpackungen: SPEDA® und ADUMBRAN®. Ein junger Mann steht bei der Patientin. Er gibt an, ihr Freund zu sein. Der Raum ist wohl ungeheizt und entsprechend den Außentemperaturen (Dezember !) sehr kalt.

Frage A:	Weiteres Vorgehen ?

4. Notfallanamnese und Befund:

4.1 Angaben des Freundes:
Vor etwa 15 Minuten habe er seine Freundin nicht ansprechbar auf dem Bett liegend aufgefunden und die leeren Tablettenpackungen gesehen. Sie besuche die Abschlußklasse eines Gymnasiums und habe in den letzten Wochen schulische Schwierigkeiten gehabt. Auch mit den Eltern sei es zu Auseinandersetzungen gekommen.

4.2 Befund:
18-jährige Frau in gutem EZ, ausgeprägt zyanotisch, Haut kalt, Atmung flach, unregelmäßig, offenbar mechanisch durch die zurückfallende Zunge verlegt; nicht erweckbar, keine Reaktion auf Schmerzreize, Pupillen seitengleich mittelweit, träge Lichtreaktion; periphere Pulse nicht tastbar; Carotispuls schwach, frequent. RR 60/- mmHg, Monitor-EKG: Sinustachykardie 115/min. SpO2 : 82%

Frage B: *Welche zusätzlichen Angaben zur Anamnese bzw. klinische Befunde werden benötigt?*

Frage C: *Verdachtsdiagnosen?*

Frage D: *Therapievorschläge?*

Vorläufige Diagnose:

Tablettenintoxikation mit Barbituraten und Benzodiazepinen in unbekannter Menge wohl in suizidaler Absicht.

5. Therapie:

5.1.   Orotracheale Intubation mit Portex-Tubus ID 8,0 mm

5.2.   Kontrollierte Beatmung mit Oxylog: AMV 8,0 l, AF: 12/min., FiO_2: 1,0.

5.3   Zentraler Venenkatheter über V. jugularis interna rechts mit Anschluß von zwei Drei-Wege-Hähnen (keine peripheren Venen punktierbar!).

5.4.   Infusion: a) 500ml EXPAFUSIN®
                   b) 500ml Ringer-Lösung

5.5.   i.v.-Injektion von 60 mg LASIX® zur Einleitung einer forcierten Diurese.

5.6.   Orale Einführung eines Magenspülschlauches und Spülung mit 10 l lauwarmem Leitungswasser durch die Rettungssanitäter.
       Anschließend Installation von ca. 10 g aufgelösten Kohletabletten.

5.7.   Nach Abschluß der Magenspülung wird der Spülschlauch gegen eine nasale Magensonde Ch 16 gewechselt.

5.8.   Einführen eines Blasendauerkatheters Ch 16 zur Flüssigkeitsbilanz.

5.9.   Anschluß eines DOPAMIN®-Perfusors: 100 mg/20 ml, Einstellung: 5 ml/h, entsprechend 425 µg/min.

[handschriftliche Notizen:]

Magenspülung nur bei Lee...
zuwürdigen sofort:
- trizyklische Antidepressiva
- β-Blocker / -Digitalis
- Alkylphosphate

Lernbeispiele, keine Lehrbeispiele. Die Fallbeispiele beschreiben typische Problemsituationen in der täglichen notärztlichen Praxis. Sie sind nicht als Anleitung zur Behandlung bestimmt.

6. Verlauf:

6.1.   Bei der Magenspülung können keine Tablettenreste asserviert werden.

6.2.   Unter der Therapie kann der RR auf 110/70 mmHg. angehoben werden, Pulsfrequenz 110/min.

6.3.   Die Harnausscheidung setzt nach Anstieg des Blutdruckes ein.

6.4.   Die Patientin ist weiter tief bewußtlos und läßt sich problemlos kontrolliert beatmen.

Frage E: Weiteres Vorgehen ?

1.   Welche Maßnahmen sind vor dem Abtransport erforderlich ?

2.   Zeitpunkt des Abtransportes ?

3.   Welche Überwachung ist auf dem Transport erforderlich ?

4.   Transportmittel: RTW ?, NAW ?, RTH ?

5.   Welche Anforderungen sind an die Ausstattung des weiterbehandelnden Krankenhauses zu stellen ?

7. Transport und Einlieferung:

Erst nach Stabilisierung der Vitalfunktionen ist die Patientin transportfähig. Der Transport erfolgt unter Monitor-EKG, Blutdruckkontrolle und Überwachung der Sauerstoffsättigung. Beatmung, forcierte Diurese und medikamentöse Kreislaufunterstützung werden fortgesetzt.

Das weiterversorgende Krankenhaus muß über eine Intensivstation, ggf. auch über Möglichkeiten zur extrakorporalen Detoxikation verfügen. Nach Voranmeldung über Funk (Vorbereitung eines Beatmungsplatzes !), wird die Patientin direkt auf die Intensivstation eingewiesen.

Nach mündlicher Übergabe an den Stationsarzt wird ein leserliches Einsatzprotokoll hinterlassen.

Frage F: Abschlußdiskussion

Lernbeispiele, keine Lehrbeispiele. Die Fallbeispiele beschreiben typische Problemsituationen in der täglichen notärztlichen Praxis. Sie sind nicht als Anleitung zur Behandlung bestimmt.

AGNN - Fallbeispiel Nr. 11

1. Alarmierung:

Nach Auslösung des Fernmeldeempfängers wird über Funk folgender Notruf mitgeteilt:
"Nicht ansprechbare Person im Sportzentrum", Zeit 11.15 Uhr.

2. Anfahrtzeit:

8 Minuten

3. Lage:

Im Sanitätsraum des Sportzentrums sitzt auf einem Stuhl ein ca. 65-jähriger Mann, leicht adipös, Oberarmamputation rechts. Der Mann ist verschwitzt und blaß. Er berichtet unter Stocken, daß er heute sehr intensiv gekegelt habe. Beim letzten Wurf sei ihm plötzlich schwarz vor Augen geworden und er sei umgekippt. Er habe starke Schmerzen im Brustkorb. Ein Sportkamerad sagt, er soll für einen kurzen Augenblick bewußtlos gewesen sein. Man habe ihn gleich in den Sanitätsraum gebracht.

Frage A:	Weiteres Vorgehen ?

Lernbeispiele, keine Lehrbeispiele. Die Fallbeispiele beschreiben typische Problemsituationen in der täglichen notärztlichen Praxis. Sie sind nicht als Anleitung zur Behandlung bestimmt.

4. Anamnese und Befund:

4.1 Anamnese:
Der Patient berichtet, daß er jeden Sonntag kegele. Seinen rechten Arm habe er im Krieg verloren. Bisher sei er nie ernsthaft krank gewesen, Medikamente nehme er nicht ein. Er habe jetzt Schwierigkeiten beim Atmen und sehr starke Schmerzen im Rücken. Bei näherem Nachfragen berichtet er, die Schmerzen im Rücken hätten wie ein Messerstich eingesetzt.

4.2 Befund:
Leicht adipöser 69-jähriger Mann. Oberarmamputation rechts, diskrete Lippenzyanose, blasses Hautkolorit, stark verschwitzt, warm, schmerzverzerrtes Gesicht. Atmung oberflächlich, RR 140/70 mmHg, Herzfrequenz 52/min., regelmäßig. Die Pulsoxymetrie zeigt 90% SpO_2 an.

Frage B: *Welche zusätzlichen Angaben zur Anamnese bzw. klinischen Befunde werden noch benötigt ?*

Der Patient wird auf einer Trage mit leicht erhöhtem Oberkörper in den RTW gebracht. Ein Rettungssanitäter bereitet eine Ringer-Lactat-Infusionlösung vor. Der zweite Rettungssanitäter legt die EKG-Klebeelektroden an und bereitet dann eine Sauerstoffnasensonde vor. Die jetzt im Wagen durchgeführte weitere Untersuchung ergibt beidseits belüftete Lungen und leise Herztöne. Im Monitor-EKG zeigt sich ein Sinusrhythmus: 56/min.

Der Bauch ist adipös weich, kein Druckschmerz. Die Femoralispulse sind wegen der Fettschürze nicht sicher zu tasten. Beide Füße erscheinen warm.

Frage C:	*Verdachtsdiagnosen ?*

Frage D:	*Therapievorschläge ?*

Lernbeispiele, keine Lehrbeispiele. Die Fallbeispiele beschreiben typische Problemsituationen in der täglichen notärztlichen Praxis. Sie sind nicht als Anleitung zur Behandlung bestimmt.

Vorläufige Diagnose:

Verdacht auf Hinterwandinfarkt.

   DD: Lungenembolie

5. Therapie:

5.1.   Anlegen einer weißen Braunüle (1,4 mm) am linken Unterarm mit Drei-Wege-Hahn und Anschließen der vorbereiteten Infusion.

5.2.   Gabe von 2 Hub Nitro-Spray.

5.3.   Injektion von 0,1 mg FENTANYL® i.v.

5.4.   Gabe von 4 l Sauerstoff/min. über die Nasensonde.

Im EKG zeigt sich weiter ein Sinusrhythmus, Frequenz 48/min., RR weiter 140/70 mmHG, SpO$_2$ 95%. Die Schmerzen bessern sich leicht.

Frage E: *Weiteres Vorgehen ?*

---

1.   Welche Maßnahmen sind vor dem Abtransport erforderlich ?

---

2.   Zeitpunkt des Abtransportes ?

---

3.   Welche Überwachung ist auf dem Transport erforderlich ?

---

4.   Transportmittel: RTW ?, NAW ?, RTH ?

---

5.   Welche Anforderungen sind an die Ausstattung des weiterbehandelnden Krankenhauses zu stellen ?

Lernbeispiele, keine Lehrbeispiele. Die Fallbeispiele beschreiben typische Problemsituationen in der täglichen notärztlichen Praxis. Sie sind nicht als Anleitung zur Behandlung bestimmt.

6. Transport und Einlieferung:

Der Patient wird im nächsten Notfallversorgungskrankenhaus über Funk angemeldet. Wegen der Bradykardie wird vorsorglich das Schrittmacherset aus dem NEF in den RTW gebracht. 2 Ampullen Atropin werden aufgezogen. Unter Vermeidung von starken positiven und negativen Beschleunigungen wird der Patient in die Klinik gebracht. Während der Fahrt liegt der Blutdruck bei 140/80 mmHg. Die Herzfrequenz schwankt zwischen 48 und 52/min., Sinusrhythmus. Da die Schmerzen erneut stärker werden, erhält der Patient weitere 0,1 mg FENTANYL® i.v.

Nach Ankunft im Krankenhaus erfolgt die Übergabe an den diensthabenden Kollegen. Die möglichen Differentialdiagnosen werden diskutiert.

Hinterlassen eines leserlichen Einsatzprotokolls.

7. Verlauf:

Kurz nachdem der Patient im Krankenhaus eingeliefert worden war kam es zu einem plötzlichen Blutdruckabfall bei erhaltener Herzaktion. Sonographisch wurde ein Bauchaortenaneurysma diagnostiziert und der Patient notfallmäßig operiert.

Frage F:	*Abschlußdiskussion*

Lernbeispiele, keine Lehrbeispiele. Die Fallbeispiele beschreiben typische Problemsituationen in der täglichen notärztlichen Praxis. Sie sind nicht als Anleitung zur Behandlung bestimmt.

AGNN - Fallbeispiel Nr. 12

1. Alarmierung:

Vormittags 10:05 Uhr, nicht ansprechbare Person.

2. Anfahrtzeit:

10 Minuten

3. Lage:

Gemeinsames Eintreffen von NEF und RTW. Einsatzort ist ein älteres Einfamilienreihenhaus, das über einen Vorgartenweg problemlos zu erreichen ist. Eine ca. 45-jährige Frau führt das Einsatzteam über eine schmale gerade und steile Treppe in den 1. Stock und gibt an, daß es sich bei dem Patienten um ihren Ehemann handelt.

Im ehelichen Doppelbett liegt ein ca. 50-jähriger Mann, der zum eintretenden Notarzt sofort Blickkontakt aufnimmt. Ungefragt versucht er, sich mit unterstützenden Gesten der rechten Hand dem Notarzt mitzuteilen, die Sprache ist jedoch unverständlich, kloßig, langsam und schleppend. Auch die Bewegungen sind deutlich verlangsamt. Auf dem Nachttisch steht eine zu ca. 3/4 gefüllte Flasche Cognac, mit Deckel verschlossen.

Frage A: Weiteres Vorgehen ?

Lernbeispiele, keine Lehrbeispiele. Die Fallbeispiele beschreiben typische Problemsituationen in der täglichen notärztlichen Praxis. Sie sind nicht als Anleitung zur Behandlung bestimmt.

4. Notfallanamnese und Befund:

4.1 Anamnese:
Da eine Eigenanamnese nicht mit ausreichender Sicherheit zu erheben ist, wird die Ehefrau befragt. Sie gibt an, daß ihr Mann nur am Vorabend mit ihr gemeinsam zwei Gläser Cognac getrunken habe. Da er als gelernter Schriftsetzer seit ca. 4 Monaten ohne Arbeit sei, würden beide gewöhnlich erst gegen 9.00 Uhr aufstehen.

Heute jedoch sei ihr Mann "nicht richtig wach zu kriegen gewesen", außerdem "habe er nur Wirres geredet" und sie habe ihn nicht verstehen können. Dies sei das erste Ereignis dieser Art. "So richtig krank sei er eigentlich nie gewesen, Medikamente nehme er nicht ein".

4.2 Befund:
Blasser, verlangsamter, jedoch wach wirkender Patient mit feucht-warmer Haut. Während der Fremdanamnese ist durch den Rettungssanitäter bereits der Blutdruck mit 140/85 mmHg bestimmt worden. Pulsfrequenz 76/min. SpO$_2$ 95%

Im Primäraspekt fällt eine fehlende Spontanbewegung des linken Armes sowie ein leicht hängender linker Mundwinkel auf. Der Patient versucht immer wieder, sich wie vorbeschrieben mitzuteilen. Die orientierende neurologische Untersuchung zeigt eine deutliche Tonusverminderung des linken Armes, geringgradiger auch des linken Beines. Soweit prüfbar, besteht eine Normoreflexie, keine Anisokorie, kein Meningismus, normale Lichtreaktion der Pupillen. Auf eine Herz- und Lungenauskultation wird zunächst verzichtet.

Frage B: *Welche zusätzlichen Angaben zur Anamnese bzw. klinischen Befunde werden noch benötigt ?*

Frage C: *Vorläufige Diagnosen ?*

Frage D: *Therapievorschläge ?*

Vorläufige Diagnose:

Rechtshirnige Funktionsstörung mit brachiofaszialer Hemiparese links.

5. Procedere:

Legen eines peripheren, venösen Zuganges, Blutprobenabnahme zur Asservierung (Serumröhrchen 10 ml, Blutzuckerröhrchen), Gewinnung eines Bluttropfens zur BZ-Bestimmung mittels Stix; die Registrierung eines EKG über Klebeelektroden der Brustwand ergibt einen unauffälligen normfrequenten Sinusrhythmus. Anlegen einer Tropfinfusion (Ringer-Lösung). Der bestimmte Blutzuckerwert liegt schätzungsweise zwischen 20 und 40 mg/dl.

Frage E:	*Weiteres Vorgehen ?*

6. Ergänzende Fremdanamnese, Therapie und Verlauf:

Auf nochmaliges Befragen wird von der Ehefrau nunmehr angegeben, daß ihr Mann schon seit dem 16. Lebensjahr Diabetiker sei. Wegen wiederholt schlechter Blutzuckerwerte, die ihr Mann eigentlich schon immer gehabt habe, hätte der Hausarzt auf eine Neueinstellung unter stationären Bedingungen bestanden, die auch über vier Wochen in einer Diabetesklinik erfolgt sei. Vor 2 1/2 Wochen sei er entlassen worden. Die neuen, jetzigen Insulindosen seien ihr nicht bekannt.

Die täglich von ihrem Mann selbst vorgenommene Insulininjektion habe sie bei der Erstbefragung nicht angegeben, da sie ja nur nach der Einnahme von Medikamenten gefragt worden sei.

Gleichzeitig wird eine Perfusor-Spritze mit 25 ml einer 40%-igen Glukose-Lösung aufgezogen, mit physiologischer Kochsalzlösung auf 50 ml Gesamtvolumen aufgefüllt und über die liegende Venenverweilkanüle über etwa 1 Minute injiziert. Eine Wiederholungsinjektion gleicher Art wird vorbereitet.

Das klinische Beschwerdebild bessert sich spontan, der Patient kann jetzt verständlich mitteilen, daß er durch die Bewegungseinschränkung des linken Armes stark beunruhigt sei.
Auf Befragen gibt er an, am Vorabend wie gewohnt gegen 18.00 Uhr 20 IE INITARD® subcutan injiziert zu haben.

Die vorbereitete 2. Injektionsdosis wird zu ca. 2/3 langsam appliziert. Ca. 3 - 5 Minuten später ist auch die neurologische Restsymptomatik vollständig reversibel. Der Patient gibt subjektives Wohlbefinden an, die Beweglichkeit des linken Armes sowie die als quälend empfundene Sprachstörung seien ja jetzt glücklicherweise "völlig weg".

Frage F:	*Weiteres Vorgehen ?*

1.	*Welche Maßnahmen sind vor dem Abtransport erforderlich ?*

2.	*Zeitpunkt des Abtransportes ?*

3.	*Welche Überwachung ist auf dem Transport erforderlich ?*

4.	*Transportmittel: RTW ?, NAW ?, RTH ?*

5.	*Welche Anforderungen sind an die Ausstattung des weiterbehandelnden Krankenhauses zu stellen ?*

7. Weiterer Verlauf:

Der Patient lehnt den Vorschlag einer kontinuierlichen Blutzuckerkontrolle unter stationären Bedingungen ab. Der diensthabende Notarzt informiert den Patienten daraufhin kurz über die Frühsymptome einer Unterzuckerung und rät, diese durch orale Glukosezufuhr frühzeitig zu behandeln (Apfelsaft, Traubenzucker).

Telefonisch erfolgt jetzt die Kontaktaufnahme mit dem Hausarzt: Mitgeteilt wird die Rufnummer des Zentrallabors, unter der der Serumglukosewert in der vor Behandlung asservierten Blutprobe in ca. 1 Stunde erfragt werden kann. Außerdem wird der Besuch des Kollegen für die frühen Nachmittagsstunden vereinbart.

Nach Durchlaufen der Tropfinfusion wird jetzt die Venenverweilkanüle entfernt. Die Beschriftung des Blutprobenröhrchens, das später im Zentrallabor durch die Notarztwagenbesatzung abgegeben wird, ist kontrolliert.

8. Einsatzende:

Meldung der Einsatzbereitschaft per Funk an die Leitstelle.

Einrücken zum Stützpunkt.

Frage G: *Abschlußdiskussion*

Lernbeispiele, keine Lehrbeispiele. Die Fallbeispiele beschreiben typische Problemsituationen in der täglichen notärztlichen Praxis. Sie sind nicht als Anleitung zur Behandlung bestimmt.

AGNN - Fallbeispiel Nr. 13

1. Alarmierung:

Über Fernschreiber: "Person nicht ansprechbar, RTW ... mit ausgerückt".
Einsatzort und Uhrzeit.

2. Anfahrtzeit:

ca. 8 Minuten

3. Lage:

Regnerischer Sonnabendvormittag im Herbst. Kleines Reihenhäuschen in einem ehemaligen, aufgesiedelten Kleingartenbezirk.

Die RTW- und NAW-Besatzung treffen gleichzeitig ein. Sie werden über enge Stiegen in das zweite Obergeschoß des Reihenhäuschens geführt. In einem sehr engen Duschbad liegt ein auf 30 Jahre zu schätzender Mann von starkem Übergewicht. Laut schnarchende Atmung ist zu hören.

Die Frau, die sich als Mutter dieses jungen Mannes vorstellt, berichtet, sie habe ihren Sohn mehrere Tage lang nicht gesehen. Vor etwa 10 Minuten habe sie ein lautes Poltern gehört, sei in das Duschbad geeilt, habe ihn dort vorgefunden, wie er generalisiert gekrampft habe. Ein Krampfleiden sei seit Kindheit bekannt. Krampfanfälle seien in den letzten 10 Jahren jedoch nicht mehr aufgetreten. Es sei gut möglich, daß ihr Sohn sich am Waschbecken den Kopf gestoßen habe. Sie habe sofort die Feuerwehr alarmiert.

> *Frage A:* *Weiteres Vorgehen ?*

---

4. Notfallanamnese und Befund:

4.1   Weitere anamnestische Angaben werden zunächst nicht erhoben.

4.2   Befund:
30-jähriger unbekleideter Mann, durch das Duschwasser noch naß. Stark übergewichtig, Gewicht ca. 120 kg. Blaß-graues Hautkolorit. Schnarchende Atmung, wohl durch die zurückfallende Zunge bedingt. Foetor alcoholicus. Das Pusoxymeter zeigt 87% SpO_2 an.

Puls an der A. carotis regelmäßig zu tasten. Frequenz ca. 100/min.

Pupillen beidseits mittelweit, Lichtreaktion positiv; auf Schmerzreize gezielte Reaktionen. Wegen der räumlichen Enge sind weitere Untersuchungen nicht möglich.

Frage B:	*Welche zusätzlichen Angaben zur Anamnese bzw. klinischen Befunde werden noch benötigt?*

Frage C:	*Vorläufige Diagnosen?*

Frage D:	*Therapievorschläge?*

Vorläufige Diagnose:

1.   Zustand nach generalisiertem Krampfanfall.

2.   Postkonvulsiver Dämmerzustand.

5. Therapie:

5.1.   Punktion der rechten V. jugularis externa mit einer großlumigen Kunststoffverweilkanüle (Jelco Nr. 16) und Anschluß eines Drei-Wege-Hahnes.

5.2.   Vorbereiten einer Infusion (500 ml Ringer-Lösung) sowie der Sauerstoff-Inhalation.

Da eine weitere Diagnostik und Therapie unter den gegebenen räumlichen Umständen nicht möglich ist, wird der Patient unter erheblichen Mühen in den vor dem Duschbad befindlichen Flur gebracht. Er wird in stabiler Seitenlage gelagert.

5.3.   Anlage eines Monitor-EKG: Sinusrhythmus 110/min.

5.4.   Anlegen einer Blutdruckmanschette, RR 130/80 mmHg.

5.5.   Anschluß der vorbereiteten Infusion.

5.6.   Sauerstoff-Inhalation über Sonde 4 l/min.

6. Verlauf:

Der Abtransport wird vorbereitet. Der Patient soll mit einem Bergetuch die enge Stiege hinuntertransportiert werden.

Plötzliches Auftreten eines erneuten generalisierten Krampfanfalles mit Lippenzyanose und peripherer Zyanose.

| Frage E: | Weiteres Vorgehen ? |

7. Weitere Therapie:

Injektion von 2 mg RIVOTRIL® i.v..

Nach etwa 1 Minute sistiert der Krampfanfall. Die Atmung wird wieder regelmäßig und tief. Das Hautkolorit wird wieder rosig. Dem Patienten wird ein Beißkeil zwischen die Zähne geschoben. Dieser wird gut toleriert.

Erneute Vorbereitung zum Abtransport. Jetzt setzt jedoch ein erneuter generalisierter Krampfanfall ein.

Frage F: Weiteres Vorgehen ?

8. Weitere Therapie:

8.1.   Zunächst Injektion von weiteren 2 mg RIVOTRIL® i.v.. Nach zwei Minuten sistiert der Krampfanfall nicht.

8.2.   Injektion von 10 mg DORMICUM®.
       Nach ca. 30 Sekunden sistiert der Krampfanfall, die Atmung wird wieder regelmäßig und tief.

8.3.   Um den Patienten durch die schwierigen Rettungsarbeiten nicht zu gefährden, fällt der Entschluß, ihn jetzt zu narkotisieren.
       Injektion von 0,25 mg FENTANYL® i.v.

8.4.   Orotracheale Intubation mit einem Portex-Tubus ID 8,0 mm.

8.5.   Maschinelle Beatmung (Oxylog, FiO$_2$ 1,0, AMV 14 l, AF 12)

8.6.   Äußerst sorgfältige Fixierung des Tubus mit einem Nabelbändchen.

8.7.   Nasales Einlegen einer Magensonde Ch 18.

8.8.   Wegen Gegenatmung des Patienten Injektion von weiteren 0,1 mg FENTANYL® i.v.

8.9.   Injektion von 8 mg NORCURON® i.v.

Unter diesen Maßnahmen ist der Patient weiterhin kreislaufstabil. RR 130/80 mmHg.
Monitor-EKG: Sinusrhythmus, Pulsfrequenz um 80/min.

Frage G: *Weiteres Vorgehen ?*

---

1.   Welche Maßnahmen sind vor dem Abtransport erforderlich ?

---

2.   Zeitpunkt des Abtransportes ?

---

3.   Welche Überwachung ist auf dem Transport erforderlich ?

---

4.   Transportmittel: RTW ?, NAW ?, RTH ?

---

5.   Welche Anforderungen sind an die Ausstattung des weiterbehandelnden Krankenhauses zu stellen ?

---

9. Transport und Einlieferung:

Nachdem der Patient transportfähig gemacht worden ist, wird er auf einem Bergetuch gelagert. Unter erheblichen Mühen "bugsieren" 4 Feuerwehrbeamte den Patienten durch das enge Treppenhaus. Beatmungsgerät und Monitor-EKG werden vom Notarzt gesichert und am Kopfende des Patienten mit hinunter transportiert. Die Infusion wird für den Transport durch das Treppenhaus abgestellt und auf den Bauch des Patienten gelegt.

Vor der Haustür wird der Patient auf eine Trage gelegt und in den NAW gebracht.

Der Patient wird in das nächstgelegene Notfallversorgungskrankenhaus mit einer internistischen Intensivstation gebracht. Auf dem Transport werden Beatmung, EKG-Monitoring und Blutdruckkontrolle fortgeführt. Es sind die nochmalige Gabe von 5 mg DORMICUM® und 0,1 mg FENTANYL® notwendig. Der Patient ist weiterhin kreislaufstabil.

Nach mündlicher Übergabe an den aufnehmenden Arzt wird ein leserliches Einsatzprotokoll hinterlassen.

Frage H: *Abschlußdiskussion*

AGNN - Fallbeispiel Nr. 14

1. Alarmierung:

Über Fernschreiber: Notfall Verkehrsunfall, Uhrzeit 23.36 Uhr, Einsatzort etc., Rettungswagen 14E ebenfalls ausgerückt.

2. Anfahrtzeit:

7 Minuten

3. Lage:

Bereits auf der Anfahrt zum Einsatzort erhält der NAW über Funk von dem ebenfalls eingesetzten RTW eine Rückmeldung. Diese besagt, daß es sich bei dem Verletzten um einen Mopedfahrer mit mehreren, zum Teil offenen Frakturen an beiden Beinen handelt. Der Patient befindet sich nach Ansicht der RTW-Besatzung im Schock.

Der RTW werde mit dem Verletzten dem NAW entgegenfahren. Es wird ein Treffpunkt vereinbart. Am Treffpunkt in einer Seitenstraße findet der Notarzt im RTW einen jungen Mann auf der Trage liegend vor. Dieser ist blaß, kaltschweißig und verzögert rapportfähig. Der Oberkörper des Patienten ist noch bekleidet. Beide Beine befinden sich in aufgeblasenen Kammerschienen. Die Trage wie auch die Decke sind stark durchgeblutet.

Frage A: *Weiteres Vorgehen ?*

Der Patient wird zunächst vollständig entkleidet.

4. Notfallanamnese und Befund:

4.1 Anamnese:
Auf Nachfrage gibt er etwas verlangsamt Namen und Adresse an. An den Unfallhergang kann er sich erinnern. Beim Abbiegen aus einer Nebenstraße sei er mit seinem Moped von einem PKW erfaßt worden. Er habe einen Helm getragen. Er habe starke Schmerzen in beiden Beinen und im Bereich des Beckens. Ihm sei schwindelig. Atembeschwerden habe er nicht.

Bei der Erhebung der Anamnese fällt ein leichter Foetor alcoholicus auf.

4.2 Befund:
Etwa 18-jähriger junger Mann, blaß-graues Hautkolorit, kaltschweißig, Puls an der A. radialis nicht tastbar, an der A. femoralis 130 Schläge/min. .

Monitor-EKG: Sinustachykardie; RR nicht meßbar!; Pulsoxymetrie zeigt keinen Wert an.

Kalotte druckschmerzfrei, Pupillen: Anisokorie, links weiter als rechts, Lichtreaktion beidseits prompt, Thorax, Arme und Abdomen unauffällig. Deutlicher Beckenkompressionsschmerz rechts, Symphyse ebenfalls druckschmerzhaft. Beide Beine in Kammerschienen ruhiggestellt. Sonst nur geringe oberflächliche Schürfwunden an beiden Handrücken.

Während der orientierenden klinischen Untersuchung ist der Patient plötzlich nicht mehr ansprechbar. EKG weiterhin Sinustachykardie. Femoralispuls weiterhin flach tastbar.

Frage B: *Welche zusätzlichen Angaben zur Anamnese bzw. klinischen Befunde werden noch benötigt ?*

Frage C: *Vorläufige Diagnosen ?*

Frage D: *Therapievorschläge ?*

Keine weitere Untersuchung!

Vorläufige Diagnose:

Haemorrhagischer Schock

5. Therapie:

5.1. Punktion von 2 peripheren Venen mit großlumigen Plastikverweilkanülen und Anlegen einer Plasmaersatzmittelinfusion (PLASMASTERIL®).

5.2. Blutprobenentnahme für Blutgruppe, Kreuzblut etc. aus der 2. Plastikverweilkanüle durch einen Rettungssanitäter in die im NAW mitgeführten Laborröhrchen. Übergabe der Blutproben an die RTW-Besatzung, welche diese zur Notfalluntersuchung ins Krankenhaus vorausbefördert.

5.3. Anschließen einer 2. HAESSTERIL®-Infusion.

5.4. Intravenöse Injektion von 10 mg HYPNOMIDATE®.

5.5. Orotracheale Intubation mit einem Portex-Tubus ID 8,0 mm

5.6. Kontrollierte Beatmung mit dem Oxylog-Gerät (AMV 10l; AF 10, mit FiO_2 von 1,0)

5.7. Wegen Gegenatmung Relaxierung mit 40 mg ESMERON® i.v.

5.8. Weitere Infusionen: 2x500 ml Ringer-Lösung

5.9. Nasales Einlegen einer Magensonde Ch. 18 unter laryngoskopischer Sicht mit Hilfe der Magill-Zange

5.10. Kreislaufkontrolle RR 80/50 mmHg, Pulsfrequenz 120/min.

5.11. Öffnen der Kammerschienen zur Inspektion der Wunden.

Befund:

5.11.1 Erhebliche Schwellung und Fehlstellung beider Oberschenkel.

5.11.2 Zweitgradig offene Unterschenkelfraktur links, die mit Kleiderfetzen verschmutzt ist. Fußpulse links schwach tastbar.

5.11.3 Drittgradig offene, fast amputierende Unterschenkelfraktur rechts mit Torquierung der Weichteile und massiver Blutung. Fußpulse rechts nicht sicher tastbar.

---

6. Verlauf:

Unter im Strahl laufender Infusion RR jetzt 90/60 mmHg, Pulsfrequenz 110/min, Patient weiter grau-blaß, zentralisiert.

Frage E:	Weiteres Vorgehen ?

1.	Welche Maßnahmen sind vor dem Abtransport erforderlich ?

2.	Zeitpunkt des Abtransportes ?

3.	Welche Überwachung ist auf dem Transport erforderlich ?

4.	Transportmittel: RTW ?, NAW ?, RTH ?

5.	Welche Anforderungen sind an die Ausstattung des weiterbehandelnden Krankenhauses zu stellen ?

Zunächst Reposition des rechten Unterschenkels unter Zug, dann Anlegen eines Druckverbandes über der Frakturwunde. Wieder Kompression und Ruhigstellung in der Kammerschiene. Ebenso wird die Verletzung am linken Unterschenkel behandelt.

7. Transport und Einlieferung:

Jetzt Abtransport im NAW unter Überwachung mit Monitor-EKG, Palpation des systolischen Blutdruckes.

Fortsetzung der kontrollierten Beatmung unter fraktionierter Sedierung mit insgesamt 8 mg DORMICUM® i.v..

Fortsetzung der Schockbekämpfung durch Volumenersatz:
weiter 500 ml HAESSTERIL® und 500 ml Ringer-Lösung.

Voranmeldung des Patienten über Funk im nächsten Notfallversorgungskrankenhaus mit einer unfallchirurgischen Fachabteilung, wohin bereits die abgenommenen Blutproben mit dem RTW transportiert wurden.

Einlieferung des Patienten in den Schockraum des Notfallversorgungskrankenhauses und Übergabe an den diensthabenden Chirurgen und Anästhesisten.

Hinterlassen eines leserlichen Einsatzprotokolles.

Frage F:	*Abschlußdiskussion*

Lernbeispiele, keine Lehrbeispiele. Die Fallbeispiele beschreiben typische Problemsituationen in der täglichen notärztlichen Praxis. Sie sind nicht als Anleitung zur Behandlung bestimmt.

AGNN - Fallbeispiel Nr. 15

1. Alarmierung über Fernschreiber:

"23:12 Uhr Verkehrsunfall mit mehreren Verletzten, Einsatzort, 2 RTW ebenfalls ausgerückt".

2. Anfahrtzeit:

11 Minuten

3. Lage:

Regnerisch, stürmische Herbstnacht. Straßenkreuzung im Stadtrandgebiet gesäumt von Ein- und Zweifamilienhäusern mit Vorgärten. Auf der Kreuzung steht ein schwerbeschädigter PKW. Ein zweiter, ebenfalls beschädigter PKW ist über den Gehweg in die Hecke eines Vorgartens hineingefahren.

Die Kreuzung ist durch 2 Funkstreifenwagen der Polizei abgesperrt. In der Nähe der beschädigten PKW stehen 2 RTW der Feuerwehr. Am Rande der Szene stehen einige Schaulustige sowie zwei Polizisten, welche wohl Zeugen verhören. Ein dritter Polizist weist die NAW-Besatzung (1 Notarzt, 2 Feuerwehrbeamte) ein. Er berichtet: bei dem Zusammenstoß der PKW seien beide Fahrer verletzt worden. Weitere Insassen habe es nicht gegeben. Die beiden Verletzten lägen in den RTW und würden bereits versorgt. Aus einem nahegelegenen Haus sei ein Arzt hinzugekommen. Dieser sei zu einem der Verletzten in den Rettungswagen gestiegen.

Im **RTW A:** Ein ca. 25 Jahre alter Mann liegt flach auf der Trage. Ein Rettungsassistent führt ihm eine Sauerstoffnasensonde ein. Der zweite Rettungsassistent schreibt in seinem Notizbuch. Das Kopfende der Trage und die Kleidung des Mannes sind blutverschmiert, offenbar von einer Platzwunde an der Stirn. Nur von gelegentlichem Stöhnen unterbrochen beantwortet der Mann die Fragen des Notarztes. An den Unfallhergang könne er sich nicht erinnern. Er sei nicht angeschnallt gewesen. Er habe starke Schmerzen beim Atmen in der linken Brusthälfte und bekomme schwer Luft. Ihm sei etwas übel. Palpatorisch ist der Radialispuls flach und frequent.

Frage A:	Weiteres Vorgehen ?

---

4. Anordnungen des Notarztes:

4.1   Leichte Oberkörperhochlagerung und Entkleiden des Oberkörpers des Patienten zur späteren Untersuchung.

4.2   Vorbereitung einer Plasmaersatzmittel-Infusion durch einen Rettungsassistenten der NAW-Besatzung.

4.3 O_2-Insufflation über Nasensonde: 6 l/min.

Während dieser Vorbereitung Sichtung des 2. Verletzten im

RTW B:
Eine etwa 30-jährige Frau befindet sich in flacher Seitenlage auf der Trage. Ein Rettungsassistent sitzt im Fahrerraum des RTW und führt ein Funkgespräch. Der zweite Sanitäter fixiert gerade mit Pflaster eine Sauerstoff-Nasensonde am Nasenflügel der Frau. Daneben steht ein etwa 50-jähriger Mann in einem Freizeitanzug, der heftig auf den Rettungsassistenten einredet. Dieser teilt dem Notarzt mit, daß er Augenarzt sei. Die Patientin sei bewußtlos und habe eine Anisokorie. Sie müsse sofort ins Krankenhaus gebracht werden. Die Sanitäter würden sich jedoch weigern, sofort abzufahren, weil der Notarztwagen bestellt sei. Er halte dieses Verhalten für unverantwortlich !

Der Rettungsassistent teilt mit, daß die Patientin tief bewußtlos sei. Sie blute aus dem linken Ohr und aus der Nase, auch aus dem Mund liefe blutiger Speichel ab. Die Spontanatmung sei flach.

Das schnarchende, unregelmäßige Atemgeräusch der Patientin ist unüberhörbar.

Frage B: *Weiteres Vorgehen?*

Der Notarzt fragt den Augenarzt, ob er in der Lage sei, eine Infusion anzulegen. Der Augenarzt antwortet, daß er dies seit 20 Jahren nicht mehr getan habe. Daraufhin bittet der Notarzt den Augenarzt, die Kreislaufüberwachung des Patienten im **RTW A** zu übernehmen. Außerdem möge er den im **RTW A** verbliebenden Rettungsassistenten bitten, eine Ampulle (0,1 mg) FENTANYL® aufzuziehen.

Die orientierende Untersuchung der Patientin im **RTW B** ergibt: Nicht ansprechbar, auf Schmerzreize Streckmechanismen, Pupillendifferenz links weiter als rechts, Spontanatmung mechanisch behindert, Puls gut gefüllt, etwa 100/min.

Eine Blutdruckmessung ist an der bekleideten Patientin nicht möglich.

Frage C: *Therapievorschläge?*

5. Therapie:

5.1.   Die Patientin wird auf dem Rücken mit erhöhtem Oberkörper gelagert.

5.2.   Der Versuch einer Absaugung unter laryngoskopischer Sicht scheitert am Krampf der Kiefermuskulatur.

5.3.   Einführen eines Absaugkatheters durch ein Nasenloch und permanente Absaugung des Sekrets.

5.4.   Punktion einer Handrückenvene (Abbocath Nr.16) und Anschluß der von einem Sanitäter vorbereiteten Infusion (500 ml Ringer-Lösung).

5.5.   Injektion von 5 mg DORMICUM® und 0,1 mg FENTANYL®. Danach entspannt sich die Kiefermuskulatur.

5.6.   Jetzt Absaugung unter laryngoskopischer Sicht und orotracheale Intubation mit einem Portex-Tubus ID 7,0 mm.

5.7.   Absaugung durch den Tubus: reichlich blutiger Schleim.

5.8.   Manuelle Beatmung mit einem Beatmungsbeutel durch einen Assistenten. Wegen Gegenatmung weitere 0,1 mg FENTANYL® i.v.

5.9.   Anlage eines EKG-Monitors und der Oxymetrie: SR, 80/min, SpO_2 96%

Frage D: *Weiteres Vorgehen?*

Der Notarzt ordnet an, daß die Patientin an das Beatmungsgerät Oxylog (AMV 8,0 l, AF 10/min, FiO_2: 1,0) angeschlossen werden soll und begibt sich zum

RTW A.
Der nun entkleidete Patient befindet sich in leichter Oberkörperhochlagerung. Die Atmung ist weiter angestrengt und beschleunigt (etwa 30/min). Der Patient ist schmerzgeplagt. Seine Hautfarbe ist blaß-grau. Die linke Thoraxhälfte schleppt bei der Atmung nach. Ein Hautemphysem ist nicht tastbar.

Der Augenarzt berichtet: RR 80/50 mmHg, Pulsfrequenz 120/min. Der Patient müsse sofort ins Krankenhaus !

Der Notarzt legt die vorbereitete Infusion HAESSTERIL® 500ml mit einer großlumigen Plastikverweilkanüle am Unterarm an. I.v.-Injektion von 0,1 mg FENTANYL®.
Die angelegte Pulsoxymetrie zeigt keine Werte an.

Frage E: *Vorläufige Diagnosen für beide Patienten ?*

Frage F: *Weiteres Vorgehen ?*

> *1.   Welche Maßnahmen sind vor dem Abtransport erforderlich ?*

> *2.   Zeitpunkt des Abtransportes ?*

> *3.   Welche Überwachung ist auf dem Transport erforderlich ?*

> *4.   Transportmittel: RTW ?, NAW ?, RTH ?*

> *5.   Welche Anforderungen sind an die Ausstattung des weiterbehandelnden Krankenhauses zu stellen ?*

Vorläufige Diagnose Patient A:

1. Stumpfes Thoraxtrauma links mit Verdacht auf Haematothorax.

2. V.a. stumpfes Bauchtrauma, Milzruptur.

3. Haemorrhagischer Schock

Vorläufige Diagnose Patient B:

1. Schweres Schädel-Hirn-Trauma

2. intracranielles Hämatom links und contusio cerebri.

3. Aspiration

6. Transport und Einlieferung:

Da in der Ausrüstung des NAW keine großlumigen Thoraxdrainagesets vorhanden sind, bittet der Notarzt den Augenarzt, den Patienten im **RTW A** unter schnell laufender Infusion und weiterer Sauerstoffzufuhr auf dem unverzüglichen Transport in das Krankenhaus X, welches nicht über eine neurochirurgische Abteilung verfügt, zu begleiten.

Voraussichtliche Transportdauer 8 Minuten.

Im RTW B:
Die Patientin B ist inzwischen an das Beatmungsgerät angeschlossen und weitgehend entkleidet worden. Weitere äußere Verletzungen sind nicht erkennbar.
Der EKG-Monitor zeigt einen Sinusrhythmus, Frequenz 108/min. an. Das automatische Blutdruckmeßgerät mißt 110/70 mmHg. SpO$_2$ 99%.
Der Pupillenbefund hat sich nicht verändert. Wegen Wiedereinsetzen der Gegenatmung nochmalige Injektion von 0,1 mg FENTANYL® i.v..

Es wird entschieden, die Patientin B mit dem NAW in das Krankenhaus Y, welches über ein CCT und eine neurochirurgische Fachabteilung verfügt, zu transportieren.

Voraussichtliche Transportzeit: 12 Minuten.

Lernbeispiele, keine Lehrbeispiele. Die Fallbeispiele beschreiben typische Problemsituationen in der täglichen notärztlichen Praxis. Sie sind nicht als Anleitung zur Behandlung bestimmt.

Die Einsatzleitstelle wird über Funk von der Einweisung beider Patienten informiert und gebeten, die Krankenanstalten zu benachrichtigen. Auf dem Transport werden Kreislauf und Beatmung (Oxymetrie und Kapnometrie) weiter überwacht.

In der Klinik wird für jeden Patienten ein leserliches Notarzteinsatzprotokoll angefertigt.

Frage G: *Abschlußdiskussion*

Lernbeispiele, keine Lehrbeispiele. Die Fallbeispiele beschreiben typische Problemsituationen in der täglichen notärztlichen Praxis. Sie sind nicht als Anleitung zur Behandlung bestimmt.

Lernbeispiele, keine Lehrbeispiele. Die Fallbeispiele beschreiben typische Problemsituationen in der täglichen notärztlichen Praxis. Sie sind nicht als Anleitung zur Behandlung bestimmt.

AGNN - Fallbeispiel Nr. 16

1. Alarmierung:

Die Alarmierung erfolgt an einem Spätnachmittag im Sommer, es ist hell: "Schwerer Verkehrsunfall auf der BAB, mehrere Verletzte, davon zwei wahrscheinlich schwer."

2. Anfahrtzeit:

12 Minuten

3. Lage:

Vollsperrung der Autobahn, deshalb Anrücken des NEF gegen die Fahrtrichtung möglich.

Bereits am Einsatzort: 1 Löschzug, 1 Rettungswagen, Polizei,
                               1 Arzt (zufällig).

Zudem angefordert: 1 weiterer RTW, 1 KTW.

Lage am Unfallort: Ein PKW (Mercedes) liegt auf dem Dach etwa 6 m vom Straßenrand entfernt, der vordere Teil des PKW ist stark beschädigt. Ein weiterer PKW (Opel) liegt quer zur Fahrbahn auf der Seite und ist vor allem auf der nach oben liegenden Seite stark beschädigt. Zwei weitere PKW stehen quer zur Fahrbahn und sind nur gering beschädigt.

Der technische Einsatzleiter des Löschzuges informiert:
Insgesamt fünf Verletzte, davon zwei Schwer-, ein Mittelschwer-, zwei Leichtverletzte.

Eine unmittelbar drohende Gefahr bestehe nicht.

Die beiden Schwerverletzten (*Patient A+B*) liegen nebeneinander und waren nach Auskunft der Polizei Beifahrer auf dem Rücksitz des Mercedes, welcher sich mehrfach überschlagen haben soll. Sie waren bereits von Passanten unmittelbar nach dem Unfall aus dem PKW befreit worden und liegen jetzt flach auf dem Rücken.

Patient A liegt auf einer Decke. Beide *Patienten (A + B)* sind voll bekleidet und mit Decken zugedeckt, männlich und auf ca. 65 Jahre zu schätzen. Ein zufällig anwesender Arzt ist gerade dabei, eine Infusionslösung (HAEMACCEL®) herzurichten.

Im Rettungswagen liegt ein ca. 35-jähriger Mann, voll bekleidet, mit einer Decke zugedeckt auf der Trage und ist mit einer pneumatischen Oberschenkelschiene rechts versorgt (*Patient C*).

Im Rettungswagen auf der Sitzbank sitzen eine ca. 28-jährige Frau und ein 8-jähriger Junge (*Patienten D + E*), jeweils mit einem Kopfverband versorgt.

Um die *Patienten C, D* und *E* kümmern sich zwei Rettungssanitäter.

Frage A: *Weiteres Vorgehen ?*

---

4. Notfallanamnese und Befund:

4.1 Notfallanamnese:

Patient A: ist ansprechbar und kann sich an den Unfallhergang erinnern. Er habe jetzt Herzklopfen und beim Atmen Schmerzen in der rechten Brust. Das rechte Bein könne er wegen starker Schmerzen nicht bewegen, der linke Oberarm sei wohl gebrochen, da jede Berührung ihm Schmerzen bereite. Sonst fühle er sich gut. Seit Jahren sei eine Herzerkrankung bekannt, weshalb er bei Bedarf Nitrokapseln einnehme.

Patient B: ist ebenfalls ansprechbar und kann sich an den Unfallhergang erinnern. Er habe jedoch erhebliche Schmerzen beim Sprechen in der rechten Brusthälfte, starke Schmerzen am linken Unterarm, linken Oberschenkel und am rechten Sprunggelenk. Er wolle wissen, wie es seinem Zwillingsbruder gehe. Wegen einer Herzkrankheit nehme er seit 5 Jahren Digitalispräparate, sonst sei er nie krank gewesen.

Patient C: ist ansprechbar, kann sich aber an den Unfallhergang nicht mehr genau erinnern, hat nur etwas Schmerzen am rechten Unterschenkel, fühlt sich ansonsten wohl.

Patienten D + E: können sich an das Unfallereignis erinnern, geringe Kopfschmerzen, sonst keine Beschwerden.

4.2 Befund:

Patient A: Blasse, kaltschweißige Haut, Pulsqualität deutlich erniedrigt, Frequenz ca. 96/min., diskrete Akrozyanose, gesteigerte Atemfrequenz bei Schonatmung. Pupillen isocor, auf Licht und Konvergenz prompt reagierend.

Thoraxkompressionsschmerz über der rechten Thoraxhälfte. Diskreter Druckschmerz über dem gesamten Abdomen ohne Abwehrspannung, Beckenkompressionsschmerz vorwiegend links. Fehlstellung des rechten Oberarmes sowie im Bereich des rechten Knies. Schmerzhafte Bewegungseinschränkung an der rechten Schulter mit deutlicher Schwellung am proximalen Oberarm. Blutdruck 80/40 mmHg. SpO$_2$ 88%.

Auskultation: Deutliche Verminderung des Atemgeräusches über der rechten Thoraxhälfte.

Patient B: blasse und kaltschweißige Haut. Pulsfrequenz um 84/min.. RR 130/80 mmHg. Beschleunigte Atemfrequenz, Radialispuls: kräftig, vereinzelte Extrasystolen.

Neurologischer Status unauffällig.

Thoraxkompressionsschmerz rechts, Druckschmerzhaftigkeit im Oberbauch. Pathologische Beweglichkeit in der Mitte des linken Unterarmes und am linken Oberschenkel sowie starke Schmerzen im rechten Sprunggelenk.

Auskultation: Vermindertes Atemgeräusch über dem unteren Anteil der rechten Thoraxhälfte.

Frage B: *Welche zusätzlichen Angaben zur Anamnese bzw. klinischen Befunde werden noch benötigt ?*

Frage C: *Welcher Patient muß dringlich ärztlich versorgt werden ?*

Frage D: *Weiteres Vorgehen ?, Therapievorschläge ?*

Lernbeispiele, keine Lehrbeispiele. Die Fallbeispiele beschreiben typische Problemsituationen in der täglichen notärztlichen Praxis. Sie sind nicht als Anleitung zur Behandlung bestimmt.

Weiteres Vorgehen:

Die **Patienten D + E** werden von Helfern aus dem RTW geführt und in das Polizeifahrzeug gebracht. Zwischenzeitlich sind der weitere RTW und ein KTW eingetroffen.

Patient C wird von den Rettungssanitätern auf die Trage des KTW umgelagert und mit einem periphervenösen Zugang versorgt. Anschluß von 500 ml Ringer-Lösung, langsame Tropfenfolge. Er wird zusammen mit den **Patienten D + E** im KTW sofort in die Ambulanz des nächstgelegenen Krankenhauses abtransportiert.

Der Notarzt bittet den zufällig anwesenden Kollegen, die Versorgung des **Patienten B** im zweiten RTW zu übernehmen.

5. Therapie:

Patient A:

5.1.   Der Patient wird auf einer Vakuummmatratze gelagert und in den mittlerweile geräumten RTW 1 verbracht, eine Schocklagerung wird durchgeführt.

5.2.   Probepunktion der rechten vorderen Axillarlinie, Höhe Scapulaspitze. Nach Aspiration von Blut Anlegen einer Thoraxdrainage mit Pleurocath, aus der sich massiv Blut entleert.

5.3.   Anlage von zwei periphervenösen Zugängen am linken Arm.

5.4.   Volumensubstitution: 2 x 500 ml HAESSTERIL® in schneller Tropfenfolge, weiter 500 ml Ringer-Lösung.

5.5.   DOPAMIN®-Perfusor mit 400 µg/min. (= 24 mg/h).

5.6.   Einleitung einer Narkose mit 0,2 mg FENTANYL®, 20 mg HYPNOMIDATE®, 25 mg PANTOLAX®, Aufrechterhaltung mit insgesamt 0,2 mg FENTANYL® und 40 mg VALIUM® (fraktioniert).

5.8.   Kontrollierte Oxylog-Beatmung mit FiO_2 1,0 und einem PEEP von +5 cm H_2O.

6. Weiterer Verlauf:

Patient A: Unter Monitorkontrolle wird das Auftreten vereinzelter ventrikulärer Extrasystolen beobachtet. Die Pulsfrequenz bleibt bei 100/min., der Blutdruck steigt auf 110/70 mmHg.

Auffällig ist eine deutliche Umfangsvermehrung des Abdomens.

Aus der Thoraxdrainage sind mittlerweile ca. 400 ml Blut gelaufen (ca. 10 Minuten).

Patient B: Zwischenzeitlich ist ein Rettungssanitäter aus dem RTW 2 eingetroffen und berichtet, daß es dem zufällig anwesenden Kollegen nicht gelingt, einen Zugang zu legen. Mehrfache Punktionsversuche seien fehlgeschlagen.

Nachdem *Patient A* zunächst stabilisiert ist, wechselt der Notarzt in den anderen RTW. Hier haben die Rettungssanitäter den *Patienten B* entkleidet und auf eine Vakuummatratze gelagert sowie den linken Arm und linken Oberschenkel mit Luftkammerschienen versorgt. Beide Arme weisen multiple Hämatome auf.

Der Patient ist ansprechbar und klagt nicht über Luftnot. Er habe jedoch starke Schmerzen beim tiefen Atmen und Sprechen.
RR 100/80 mmHg, Pulsfrequenz um 92/min., dezente Lippenzyanose. Das Monitor-EKG zeigt einen SR mit vereinzelten VES, die Sauerstoffsättigung liegt bei 89%.

7. Therapie:

Patient B:

7.1.   Punktion der Vena jugularis externa links mit einer großlumigen Plastikverweilkanüle, Anschluß der vorgefertigten HAEMACCEL®-Lösung, Infusion in schneller Tropfenfolge.

7.2   Injektion von 0,1 mg FENTANYL® i.v.

7.3   Sauerstoffinsufflation über Nasensonde 6 l/min.

7.4   Rechts-Seitenlage und Anmodellieren der Vakuummatratze.

Der zufällig anwesende Arzt verabschiedet sich mit dem Hinweis, dringend seine PKW-Fahrt fortsetzen zu müssen.

Frage E: *Weiteres Vorgehen ?*

1.   Welche Maßnahmen sind vor dem Abtransport erforderlich ?

2.   Zeitpunkt des Abtransportes ?

3.   Welche Überwachung ist auf dem Transport erforderlich ?

4.   Transportmittel: RTW ?, NAW ?, RTH ?

5.   Welche Anforderungen sind an die Ausstattung des weiterbehandelnden Krankenhauses zu stellen ?

Lernbeispiele, keine Lehrbeispiele. Die Fallbeispiele beschreiben typische Problemsituationen in der täglichen notärztlichen Praxis. Sie sind nicht als Anleitung zur Behandlung bestimmt.

Da **Patient A** offensichtlich schwerer verletzt ist und zusätzlich der Verdacht auf eine intraabdominelle Blutung besteht, weist der Notarzt die Rettungssanitäter des RTW 2 an, mit **Patient B** zügig das nächstgelegene Krankenhaus mit chirurgischer Abteilung und Intensivstation anzufahren. Überwechseln in den RTW 1.

Ergänzende Maßnahmen bei **Patient A:**

1. Frakturschienung am rechten Oberschenkel mit pneumatischer Schiene.

2. Stabile Lagerung auf einer evakuierten Vakuummatratze.

8. Transport und Einlieferung:

8.1. Transport unter EKG-Monitor-Überwachung im RTW mit Notarzt

8.2. Aufrechterhaltung der Narkose durch Nachinjektion von FENTANYL® und VALIUM®.
Maschinelle Beatmung (Oxylog) mit PEEP +5 cm H_2O, FiO_2 1,0.

8.3. Einlieferung in die nächste Klinik (ca. 8 km), da diese über stets einsatzbereite Operationsmöglichkeiten sowie über eine operative Intensivstation verfügt.

8.4. Bei Transportbeginn Anmeldung des Patienten in dieser Klinik durch die Rettungsleitstelle mit Übermittlung folgender Verdachtsdiagnosen:

Polytrauma, Haematothorax und Verdacht auf intraabdominelle Blutung.

8.5. Mündliche Übergabe an das Ärzteteam im Schockraum, Hinterlassen eines leserlichen Einsatzprotokolls.

Frage F: *Abschlußdiskussion*

AGNN - Fallbeispiel Nr. 17

1. Alarmierung:

Auf der Rückfahrt von einem Einsatz über Funk Anforderung durch einen RTW: " Patient mit Messerstichverletzungen im Brustkorb. NAW anrücken ! "

Zeit: 17.40 Uhr

2. Anfahrtzeit:

10 Minuten

3. Lage:

Bei Eintreffen der NAW-Besatzung befindet sich der Patient bereits in dem RTW. Von einem RTW-Sanitäter wird berichtet, daß der Patient sich mit einem Küchenmesser 2 Stiche in den linken Brustkorb selbst zugefügt habe. Man habe ihn im Wohnzimmer seiner Wohnung auf einem Sessel sitzend vorgefunden.
Nach den Spuren in der Wohnung zu urteilen habe es nur mäßig geblutet. Der Mann sei Jugoslawe, spreche aber sehr gut deutsch.
Er wirke verwirrt.

Im Behandlungsraum des RTW liegt ein etwa 50-jähriger, schlanker Mann mit unbekleidetem Oberkörper auf der Trage. Über der Herzgegend und den unteren linken Rippen befindet sich ein nur wenig durchbluteter Verband. Der Patient starrt an die Decke, gibt aber auf Anforderung seinen Namen prompt an. Die Atmung ist flach und beschleunigt. Der Oberkörper des Patienten ist hochgelagert.

> **Frage A:** *Weiteres Vorgehen ?*

4. Notfallanamnese und Befund:

Auf Befragen antwortet der Patient zögernd, daß er sich selbst gestochen habe, weil er ein "Monster" sei.
Schmerzen habe er nicht . Weitere Fragen werden nicht beantwortet.

4.1 Befund:

Etwa 50-jähriger, apathischer Patient mit grauzyanotischem Hautkolorit; Thoraxexkursionen links etwas nachschleppend; Atmung flach, Tachypnoe von etwa 30/min., kein Husten.

Nach Entfernen des Verbandes: Stichwunde	eine etwa 3 cm breite, klaffende präcordial; eine weitere etwa 3 cm breite, klaffende Stichwunde in Höhe des VIII. ICR / vordere Axillarlinie.

Die Umgebung der Wunden ist mit angetrocknetem Blut verschmiert. Die Wunden selbst bluten nur gering.

Bauchdecken:	muskulär verspannt, oberes Abdomen palpatorisch nicht beurteilbar.
Puls an der A. radialis:	flach tastbar, Frequenz etwa 120/min.
Thoraxauskultation:	Beurteilung von Lungen und Herz wegen fehlender Kooperation des Patienten und störendem Straßenverkehrslärm nicht sicher möglich.
Monitor - EKG:	Sinustachykardie, seltene monotope VES.
RR:	70/40 mmHg.
SpO2:	Keine Meßwerte

Frage B: Welche zusätzlichen Angaben zur Anamnese bzw. klinischen Befunde werden noch benötigt ?

Frage C: Vorläufige Diagnosen ?

Frage D: Therapievorschläge ?

Lernbeispiele, keine Lehrbeispiele. Die Fallbeispiele beschreiben typische Problemsituationen in der täglichen notärztlichen Praxis. Sie sind nicht als Anleitung zur Behandlung bestimmt.

zu Frage B:
Die Halsvenen sind beidseitig bei etwa 40° Oberkörperhochlagerung nicht gefüllt.

An der Klinge des von Polizisten inzwischen herbeigetragenen Küchenmessers sieht man eine Blut- und Fettspur von etwa 7 cm Länge.

Verdachtsdiagnosen:

1. Offene Thoraxverletzung mit Hämato- und Pneumothorax

2. Hämorrhagischer Schock

3. Paranoide Psychose

5. Therapie:

5.1. Sauerstoff-Insufflation über Nasensonde

5.2. Anlegen von 2 großlumigen Kunststoffverweilkanülen am rechten Unterarm (Abbocath 14 G).

5.3. Entnahme von Blut für Blutgruppenbestimmung und Kreuzproben durch einen Sanitäter in Laborröhrchen und Übergabe der Blutproben an eine Polizei-Funkstreifenwagenbesatzung zum Voraustransport in das Zielkrankenhaus.

5.4. Anschließen von 2 Infusionen PLASMASTERIL ®.

5.6. Anschließen der Pulsoxymetrie (SpO$_2$ jetzt 92%)
Anschließen der Blutdruckmanschette (NIBP) zur kontinuierlichen Überwachung am linken Oberarm.

5.7. Narkoseeinleitung mit 100 mg KETANEST® und 7,5 mg DORMICUM® i.v.

5.8. Orotracheale Intubation mit einem Portex-Tubus ID 8,0 mm und kontrollierte Beatmung mit dem Oxylog-Gerät des RTW (AF: 10/min.; AMV: 9 l; FiO$_2$: 1,0).

5.9. Wegen Gegenatmung Relaxierung mit 6 mg NORCURON® i.v.

5.10. Einführen einer Magensonde Ch 18 transnasal unter laryngoskopischer Sicht mit der Magill-Zange. Beim Absaugen entleeren sich ca. 250 ml trübe, nicht blutige Flüssigkeit.

---

6. Verlauf:

Unter der Beatmung tritt inspirationssynchron schaumiges Blut aus der lateralen Stichwunde aus.

Auch nach zügiger Infusion von 1000 ml PLASMASTERIL® weiter RR nur 90/50 mmHg, Pulsfrequenz 110/min.

Es wird eine weitere Unterarmvene mit einer großlumigen Kunststoffverweilkanüle punktiert. An die drei venösen Zugänge werden nun 2x 500 ml Ringer-Laktat und eine weitere 500 ml-Infusion PLASMASTERIL® angeschlossen und zügig infundiert.

Die Halsvenen sind weiterhin nicht gefüllt. Keine Zunahme der Häufigkeit der VES im Monitor-EKG.

Die Hautfarbe des Patienten bessert sich unter Beatmung.

Frage E: *Weiteres Vorgehen ?*

---

1. *Welche Maßnahmen sind vor dem Abtransport erforderlich ?*

---

2. *Zeitpunkt des Abtransportes ?*

---

3. *Welche Überwachung ist auf dem Transport erforderlich ?*

---

4. *Transportmittel: RTW ?, NAW ?, RTH ?*

---

5. *Welche Anforderungen sind an die Ausstattung des weiterbehandelnden Krankenhauses zu stellen ?*

7. Transport und Einlieferung:

Unter dem Verdacht auf eine floride Blutung in die Brust- oder Bauchhöhle (z.B. auch transdiaphragmale Milzverletzung) erfolgt der Abtransport nun unverzüglich in dem RTW in Begleitung des Notarztes und eines NAW-Sanitäters.

Es wird das nächstgelegene Notfallkrankenhaus mit einer aufnahmebereiten unfallchirurgischen Abteilung nach Voranmeldung über Funk angefahren.

Herzrhythmus, Pulsfrequenz und Blutdruck werden weiter über die Monitore überwacht.
Die Infusionstherapie wird forciert fortgesetzt. Während der Fahrt steigt der Blutdruck auf 120/70 mmHg, die Pulsfrequenz fällt auf 90/min ab. SpO$_2$ 99%.

Nach mündlicher Übergabe an das Ärzteteam im Schockraum wird ein leserliches Einsatzprotokoll hinterlassen.

8. Diagnosen in der Klinik:

1.   Offenes Thoraxtrauma links mit Hämato-Pneumothorax.

2.   Hämorrhagischer Schock.

Frage F: Abschlußdiskussion

AGNN - Fallbeispiel Nr. 18

1. Alarmierung:

An einem regnerischen Frühjahrsvormittag befindet sich der Notarztwagen mit Alarmierung *"Person nicht ansprechbar"* auf der Anfahrt zu einem Einsatz.

Er passiert gerade eine kurvenreiche Straße in einem Altbauwohnviertel. Auf der Gegenfahrbahn kommt ihm ein mit hoher Geschwindigkeit fahrender PKW entgegen, der in einer 40 m vorausgelegenen Kurve schleudert. Dieser PKW prallt zunächst gegen einen auf der Gegenfahrbahn geparkten LKW und schleudert dann weiter auf den inzwischen bremsenden Notarztwagen zu. Nur wenige Meter vor dem NAW prallt der PKW mit noch hoher Geschwindigkeit gegen einen Laternenmast und bleibt liegen.

Aus dem PKW springen sofort eine junge Frau und ein junger Mann und laufen schnell davon.

Die Besatzung des Notarztwagens kann sehen, dass sich in dem beschädigten PKW noch zwei weitere Personen befinden, die sich nicht bewegen.

Der Notarzt weist den Fahrer des NAW an, sofort über Funk mit der Einsatzzentrale Verbindung aufzunehmen und den Unfall zu melden.

2. Anfahrt:

Es wird mitgeteilt, dass der ursprünglich vorgesehene Einsatz abgebrochen wird. Ein anderes arztbesetztes Rettungsmittel soll diesen Einsatz übernehmen.

Der Notarzt und der zweite Rettungsassistent begeben sich unverzüglich zu dem PKW. Der Fahrer des NAW sichert die Unfallstelle ab.

3. Lage, Sichtung und Erstmaßnahmen:

Ein junges Mädchen (**Patient A**) sitzt auf dem Beifahrersitz, sie ist ansprechbar. Nachdem ihr Sicherheitsgurt durch den Rettungsassistenten gelöst wurde, steigt sie auf der Fahrerseite aus.
Auf der Stirn hat sie eine 5 cm lange Kopfplatzwunde. Abgesehen von geringen Kopfschmerzen und Schwindel gibt sie keine Beschwerden an.

Zwischen der Lehne des Beifahrersitzes und der Rückbank kauert ein mit einer Lederjacke bekleideter junger Mann (**Patient B**) auf dem Boden. Nur sein Hinterkopf und sein Rücken sind zu sehen. Die Tür des Fahrzeuges ist verklemmt, lässt sich jedoch mit Gewalt öffnen.
Der junge Mann ist nicht ansprechbar. Außerdem ist er zwischen der Rücklehne und der Rücksitzbank eingeklemmt. Dem Notarzt und dem Rettungssanitäter gelingt es jedoch, den jungen Mann mit dem Rauteck-Griff aus dem PKW zu befreien. Der Fahrer des NAW hat inzwischen die Trage neben den PKW gestellt.

| Frage A: | Weiteres Vorgehen ? |

Es treffen ein Rettungswagen und zwei Funkstreifenwagen ein, die den Unfallort sichern. Der Polizei wird mitgeteilt, dass zwei PKW-Insassen flüchtig sind.

Patient A Nach orientierender Untersuchung durch den Notarzt wird die junge Frau an die RTW-Besatzung mit der Anweisung übergeben, sie in das nächste Krankenhaus zu transportieren.

Patient B Der bewusstlose junge Mann wird auf einer Trage unverzüglich in den NAW gebracht.

4. Befund:

4.1 Der noch bekleidete bewusstlose Patient ist blass und leicht zyanotisch.

4.2 Die Atmung ist schnarchend, offenbar durch die zurückfallende Zunge bedingt. Atemfrequenz 8/ Minute.

4.3 An der rechten Stirn ist eine große Prellmarke zu sehen.

4.4 Auf Schmerzreize werden der linke und der rechte Arm gestreckt. Die Pupillen sind weit, seitengleich und reagieren nur gering auf Licht.

4.5 Aus dem rechten Gehörgang kommt eine dünne Blutspur.

4.6 Im bekleideten Zustand sind an dem Patienten keine Fehlstellungen der Extremitäten zu erkennen.

4.7 Der Puls ist am rechten Handgelenk mit einer geschätzten Frequenz von 100/min regelmäßig und gut tastbar.

Frage B: *Welche zusätzlichen Angaben zur Anamnese / zum Unfall-mechanismus bzw. klinischen Befunde werden noch benötigt ?*

Frage C: *Vorläufige Diagnosen ?*

Frage D: *Therapievorschläge ?*

Vorläufige Diagnosen:

---

1. Schweres Schädel-Hirn-Trauma

2. V.a . Felsenbeinfraktur rechts

5. Therapie:

5.1 Punktion einer Handrückenvene mit einer Plastikverweilkanüle (G 14)   durch den Notarzt, anlegen einer Infusion HAESSTERIL®.

5.2 Intravenöse Injektion von 20 mg HYPNOMIDATE® und 0,2 mg FENTANYL®.

5.3 Orotracheale Intubation mit einem Tubus ID 8,0 mm.

5.4 Fixierung des Tubus und kontrollierte Beatmung mit dem Oxylog: Normoventilation, Atemfrequenz 12/min., AMV 9 l, FiO_2 1,0.

5.5 Einführen einer Magensonde transnasal unter laryngoskopischer Sicht, Fixierung mit Pflaster, Absaugung.

5.6 Entkleiden des Patienten, z.T. durch Aufschneiden der Bekleidung

5.7 Wegen Gegenatmung Relaxierung mit 40 mg ESMERON® i.v., Injektion von 5 mg DORMICUM®

5.8 RR-Messung am entkleideten Arm: 130/70 mmHg.
Aufkleben von EKG-Elektroden, Monitor-Befund : SR, Frequenz 112/min.
SpO_2: 95%

5.9 Inzwischen wurde das bei der Venenpunktion entnommene Blut in drei gekennzeichnete Röhrchen abgefüllt und an die Besatzung eines Polizei-Funkstreifenwagens übergeben mit dem Auftrag, dieses in das vorgesehene Zielkrankenhaus zur Blutgruppenbestimmung und weiteren Laboruntersuchungen zu transportieren.

5.10 Erneute klinische Untersuchung des Patienten:
Thorax stabil, Abdomen nicht gespannt, Becken stabil, an den Extremitäten lassen sich keine abnormen Beweglichkeiten bzw. Instabilitäten palpieren.

Frage E: *Weiteres Vorgehen ?*

1.   Welche Maßnahmen sind vor dem Abtransport erforderlich ?

2.   Zeitpunkt des Abtransportes ?

3.   Welche Überwachung ist auf dem Transport erforderlich ?

4.	Transportmittel: RTW ?, NAW ?, RTH ?

5.	Welche Anforderungen sind an die Ausstattung des weiterbehandelnden Krankenhauses zu stellen ?

6. Transport und Einlieferung:

Der Patient ist kreislaufstabil und bietet klinisch keinen Hinweis auf eine intraabdominelle bzw. intrathorakale Blutung.
Er wird in dem NAW nach Anmeldung über Funk in das nächstgelegene Schwerpunktkrankenhaus transportiert, welches über ein CCT und eine neurochirurgische Abteilung verfügt.

Auf dem Transport Überwachung von Monitor-EKG, RR, Pulsoxymetrie, Kapnometrie und Beatmung, Fortsetzung der Infusionstherapie.

Im Schockraum des Schwerpunktkrankenhauses Übergabe des weiterhin kreislaufstabilen Patienten an die diensthabenden Anästhesisten, Chirurgen und Neurochirurgen.

Hinterlassen eines leserlichen Einsatzprotokolls.

Frage F: *Abschlußdiskussion*

Lernbeispiele, keine Lehrbeispiele. Die Fallbeispiele beschreiben typische Problemsituationen in der täglichen notärztlichen Praxis. Sie sind nicht als Anleitung zur Behandlung bestimmt.

AGNN - Fallbeispiel Nr. 19

1. Alarmierung:

Über Fernschreiber der NAW-Station: "Notfall Erkrankung, Nachforderung von RTW 15 A."

Alarmierungszeit: 13.51 Uhr.

2. Anfahrtzeit:

6 Minuten

3. Lage:

Der Einsatzort liegt im 5. Stock eines Hochhauses. Die Anfahrt ist durch eine vorbeiführende Autobahn und durch eine Eisenbahnlinie etwas verbaut und schwer zu finden. Dies ist jedoch den im Revier erfahrenen Rettungsassistenten bekannt. Es müssen zum Hauseingang etwa 20 m zu Fuß zurückgelegt werden. Das Haus verfügt über einen Fahrstuhl, der für Krankentragen erweitert werden kann.

Im Wohnzimmer einer gut eingerichteten 3-Zimmer-Wohnung im 5. Obergeschoß liegt auf der Erde eine junge Frau. Sie ist mit einer Decke zugedeckt und mit einem Nachthemd bekleidet. Sie stöhnt und krümmt sich vor Schmerzen. Zwei Rettungsassistenten bemühen sich um sie. Auf der Teppichauslegware liegt Erbrochenes. An einem Schreibtisch sitzt ein Mann im mittleren Lebensalter. Er gibt sich unbeteiligt. Keiner der Anwesenden sagt etwas.

Frage A: *Weiteres Vorgehen ?*

---

4. Notfallanamnese und Befund:

4.1 Anamnese:
Die Frau spricht kein Deutsch. Nach Angaben der Rettungsassistenten soll sie Ausländerin sein und englisch sprechen. Auch bei Ansprache auf englisch antwortet die Frau nicht. Offenbar traut sie sich nicht, etwas zu sagen. Der Mann am Schreibtisch gibt auf Befragen an, daß er von der Frau in seinem Geschäft angerufen worden sei, da es ihr schlecht ginge. Deshalb sei er in die Wohnung gekommen. Er sei ein Freund von ihr. Auf dem Schreibtisch liegt ein britischer Reisepass, der der Frau gehören soll.

4.2 Befund:
26-jährige wache Frau, schlank, Haut blaß und feucht, Lippenzyanose, Lunge auskultatorisch frei und beidseits belüftet. Bauchdecken druckschmerzhaft und Unterbauch abwehrgespannt. Es besteht immer noch ein Brechreiz, RR 70/40, Puls 120/min. und regelmäßig. Monitor-EKG: Sinusrhythmus. An der linken Brust eine Tätowierung, an den Extremitäten Narben und Tätowierungen.

Frage B: Welche zusätzlichen Angaben zur Anamnese bzw. klinischen Befunde werden noch benötigt ?

Frage C: Vorläufige Diagnosen ?

Frage D: Therapievorschläge ?

Zu Frage B:

Nach einigem Zögern ist von der Frau auf englisch zu erfahren, daß die letzte Regelblutung vor 9 Wochen stattgefunden habe. Aber sie wisse es nicht genau. Keine weitere Untersuchung in der Wohnung.

Vorläufige Diagnose:

1. Hämorrhagischer Schock

2. Akutes Abdomen

3. Verdacht auf Extrauteringravidität

5. Therapie:

5.1. Legen von zwei venösen Zugängen (G 16 li. HR und V. cub.med. links)

5.2. Simultane Infusion von 500 ml HAESSTERIL® und 500 ml Ringer-Lösung im Strahl.

5.3. Intravenöse fraktionierte Injektion von 0,1 mg FENTANYL® und 10 mg PSYQUIL®.

5.4. Anordnung des Abtransportes.

6. Verlauf:

Auf einer Krankentrage - warm zugedeckt - kann die Frau mit dem inzwischen erweiterten Fahrstuhl nach unten gebracht werden. Im Fahrzeug wird die Frau zugänglicher und die Anamnese kann ergänzt werden. Die letzte Regel habe sie vor 7 Wochen gehabt, sie habe nur einen Tag angehalten. Davor sei die Regelblutung unauffällig gewesen. Vor 3 Wochen habe sie erstmals Schmerzen und dabei Schmierblutungen gehabt. Außerdem habe sie wiederholt venerische Infektionen gehabt. Trotz im Strahl laufender Infusion bleibt der Blutdruck bei 70 mmHG systolisch.

Frage E:	Weiteres Vorgehen ?

1.	Welche Maßnahmen sind vor dem Abtransport erforderlich ?

2.	Zeitpunkt des Abtransportes ?

3.	Welche Überwachung ist auf dem Transport erforderlich ?

4.	Transportmittel: RTW ?,NAW ?, RTH ?

5.	Welche Anforderungen sind an die Ausstattung des weiterbehandelnden Krankenhauses zu stellen ?

Es stehen drei Krankenhäuser zur Auswahl:

A: Ein Universitätsklinikum, dessen Fachkliniken über ein größeres Gelände verteilt sind.

B: Eine reine Frauenklinik, die organisatorisch einem Krankenhaus der Zentralversorgung angeschlossen ist, das ca. 1 km entfernt liegt. Ein Blutdepot besteht nicht. Ein OP-Team ist ständig einsatzbereit. Der Anästhesist ist nach ca. 5 Minuten zur Stelle. Blut kann in 15 Minuten von einer Blutbank gebracht werden.

C: Ein Krankenhaus der Zentralversorgung mit Blutdepot, zentraler Anästhesieabteilung und gynäkologischer Abteilung, aber ohne Geburtshilfe und ohne zusätzlichen OP.

Alle drei Häuser liegen ca. 5 bis 6 Minuten Fahrtzeit vom Einsatzort entfernt.

7. Transport u. Einlieferung

Abtransport im NAW unter Überwachung des Monitor-EKG. Palpation des systolischen Blutdruckes und Fortsetzung der Schockbekämpfung durch Volumenersatz (500 ml HAESSTERIL®, 500 ml Ringer).

Voranmeldung der Patientin über Funk im Krankenhaus B. Einlieferung dort im Untersuchungszimmer und Übergabe an den diensthabenden Gynäkologen. Betreuung der Patientin bis zum Eintreffen des Anästhesisten. Hinterlassen eines leserlichen Einsatzprotokolles.

Frage F: Abschlußdiskussion

Lernbeispiele, keine Lehrbeispiele. Die Fallbeispiele beschreiben typische Problemsituationen in der täglichen notärztlichen Praxis. Sie sind nicht als Anleitung zur Behandlung bestimmt.

AGNN - Fallbeispiel Nr. 20

1. Alarmierung

"Notfall, Messerstichverletzung, Uhrzeit: 21.18 Uhr, Einsatzort ...., Rettungswagen 12 E ebenfalls über Funk alarmiert."

2. Anfahrtzeit:

8 Minuten

3. Lage:

Der Einsatzort ist ein mehrstöckiges Mietwohnhaus in einer engen Seitenstraße. Der ebenfalls ausgerückte RTW parkt bereits vor dem Hauseingang. Davor stehen zwei Funkstreifenwagen der Polizei.

Ein Rettungsassistent der RTW-Besatzung verläßt gerade die Haustür und kommt auf den NAW zu.

Er berichtet: In der angegebenen Wohnung sei kein Verletzter. Der dort anwesende Mann bestreitet, die Polizei oder die Feuerwehr alarmiert zu haben. Die Polizeibeamten sowie sein Kollege seien noch in der Wohnung. Nachforschungen bei den übrigen Hausbewohnern hätten ergeben, daß auch von diesen niemand die Polizei alarmiert habe. Es handelt sich wohl um böswilligen Fehlalarm.

Als die NAW-Besatzung sich bei der Einsatzzentrale wieder einsatzbereit melden will, kommt der zweite Rettungsassistent aus dem Haus gelaufen.

Er berichtet: Der Mann habe unversehens unter seinem Pullover ein Küchenmesser hervorgezogen und habe zunächst gedroht, sich selbst damit zu erstechen. Als die Polizeibeamten dann auf ihn zugegangen seien, habe er diese mit dem Messer angegriffen. Er sei aber von den Polizeibeamten sofort entwaffnet worden. Es sei niemand verletzt worden. Der Mann sei jetzt sehr erregt.

In der engen, nur dämmrig beleuchteten Paterrewohnung findet der Notarzt den Patienten heftig gestikulierend auf dem Sofa des Wohnzimmers sitzend vor.

Vier Polizeibeamte stehen um den Patienten herum. Kleidungsstücke und Papiere liegen verstreut auf dem Fußboden. Ansonsten macht die Wohnung einen sauberen Eindruck. Der Wohnzimmerschrank ist mit plumpen Buchstaben aus Tapete beklebt. Der Text lautet: Ich liebe Dich !

Der Patient redet unaufhörlich auf die Polizeibeamten ein. Gelegentlich springt er abrupt auf und läuft im Wohnzimmer auf und ab. Dabei wirft er sein Portemonnaie wütend auf den Fußboden.
Beruhigendem Zuspruch durch einen Polizeibeamten ist er kaum zugänglich.

Frage A:	*Weiteres Vorgehen ?*

4. Notfallanamnese und Befund:

Der Patient fordert, man solle ihn in Ruhe lassen. Er sagt, er wolle nicht mehr leben und weist wiederholt auf die Schrift am Wohnzimmerschrank hin. Seine Frau habe ihn verlassen und wolle sich von ihm scheiden lassen.

Er weigere sich, mit auf die Polizeiwache zu kommen, schließlich sei er kein Verbrecher. Er wolle nur sterben.

Auf der Polizeiwache würde man ihn ja in die Zelle einsperren. Davor habe er Angst.

Auch möchte er nicht in die psychiatrische Klinik gebracht werden. Dort sei er schon zweimal gewesen und jedesmal nach wenigen Stunden wieder entlassen worden. Man habe ihm gesagt, er könne auch ambulant behandelt werden.

| *Frage B:* | *Weiteres Vorgehen ?* |

| *Frage C:* | *Beruhigung des Patienten ?* |

Der Notarzt sieht von einer Überwältigung des Patienten durch die Polizei ab, und schickt alle anderen Rettungskräfte aus dem Zimmer. Er droht dem Patienten mit der Einweisung in die Psychiatrie, falls seinen Anweisungen nicht Folge geleistet wird.

Nach längerem Gespräch beruhigt sich der Patient zunehmend.

Auf Nachfrage des Notarztes gibt der Patient an, daß er ATOSIL®, MELLERIL® und NEUROCIL® regelmäßig einnehmen würde.

Der Notarzt sagt ihm, daß eine Zwangseinweisung in die psychiatrische Klinik möglicherweise vermieden werden könne. Er würde deswegen den psychiatrischen Notdienst anfordern, der dann über das weitere Vorgehen entscheiden solle.

Sofern er bereit sei, sich ein Beruhigungsmittel injizieren zu lassen, könne er auch unter Aufsicht der Polizeibeamten vorerst in der Wohnung verbleiben, bis der psychiatrische Notdienstarzt eingetroffen sei.

| *Frage D:* | *Welche zusätzlichen Angaben zur Anamnese bzw. klinischen Befunde werden noch benötigt ?* |

| *Frage E:* | *Vorläufige Diagnosen ?* |

| *Frage F:* | *Therapievorschläge ?* |

Vorläufige Diagnose:

Erregungszustand mit Suizidgefährdung, z.B. Depressionen.

5. Therapie und Verlauf:

Über das Ordnungsamt wird telefonisch der psychiatrische Notdienstarzt angefordert.

5.1   10 mg DORMICUM® i.v. : Der Patient schläft sofort ein.

5.2   25 mg NEUROCIL® i.m.

5.3   Lagerung des schlafenden Patienten in stabiler Seitenlage auf dem Sofa.

5.4   Kurzfristige Kontrollen von Puls, Blutdruck und Atmung über etwa 15 Minuten.

Unterdessen Anfertigen eines leserlichen Einsatzberichtes mit sorgfältiger Angabe der Gründe für die Selbstgefährdung, da der psychiatrische Notdienstarzt unter der Wirkung der verabreichten Medikation keine ausreichende Exploration durchführen kann.

Nachdem sichergestellt ist, daß die Vitalfunktionen des Patienten stabil bleiben, wird der Patient unter Aufsicht der RTW-Besatzung und der Polizei bis zum Eintreffen des psychiatrischen Notdienstarztes in der Wohnung belassen.

(Anmerkung: Die Zwangseinweisung in eine psychiatrische Klinik darf in Hamburg nur durch einen in der Psychiatrie erfahrenen Arzt veranlaßt werden !)

Frage G: *Abschlußdiskussion*

Lernbeispiele, keine Lehrbeispiele. Die Fallbeispiele beschreiben typische Problemsituationen in der täglichen notärztlichen Praxis. Sie sind nicht als Anleitung zur Behandlung bestimmt.

Lernbeispiele, keine Lehrbeispiele. Die Fallbeispiele beschreiben typische Problemsituationen in der täglichen notärztlichen Praxis. Sie sind nicht als Anleitung zur Behandlung bestimmt.

AGNN - Fallbeispiel Nr. 21

1. Alarmierung:

Nach Auslösung des Fernmeldeempfängers kommt über Funk die Alarmierung über einen schweren Verkehrsunfall auf der B 76, Uhrzeit: 6.32 Uhr, kalter Februarmorgen.

2. Anfahrtzeit:

12 Minuten.

Während der Anfahrt kommt die zusätzliche Information, daß es sich um 2 Verletzte handelt. Der Fahrer des Wagens sei im Fahrzeug eingeklemmt. Der Beifahrer habe keine äußerlichen Verletzungen. Es gehe ihm gut.

3. Lage:

Beim Eintreffen ist ein RTW schon vor Ort. Ein zweiter RTW soll sich auf dem Weg zum Unfallort befinden. Die Feuerwehr ist mit einem Rüstwagen angerückt. Die Feuerwehrmänner sind dabei, den Fahrer mit Rettungsschere und Spreizer aus dem Fahrzeug zu befreien. Der Wagen war bei eisglatter Straße ins Schleudern geraten und gegen einem Baum geprallt.

Frage A:	Weiteres Vorgehen ?

Der Notarzt nimmt mit dem Einsatzleiter der Feuerwehr Kontakt auf. Es wird ihm berichtet, daß es sich um zwei Verletzte handelt. Der Fahrer sei noch eingeklemmt. Der Beifahrer liege schon im RTW.

4. Notfallanamnese und Befund:

Fahrer:
Der Fahrer ist hinter seinem Lenkrad eingeklemmt. Er gibt an, daß er nicht bewußtlos gewesen sei. Er habe etwas Schmerzen im rechten Arm und im linken Bein.

Befund: Ca. 20-jähriger Mann, blaß, kräftiger Körperbau, tachycarder gut gefüllter Radialispuls. Weitere Untersuchungen werden nicht durchgeführt, um die Feuerwehr bei ihrem Rettungsmanöver nicht weiter zu behindern.

Beifahrer:
Der Beifahrer liegt im RTW auf einer Vakuummatratze. Auf Befragen gibt er nur langsam auf türkisch Antwort. Auch fremdanamnestisch ist über den Unfallhergang nichts zu erfahren.

Befund: Ca. 20-jähriger Mann, normales Hautkolorit, deutlich verlangsamt. Pupillen mittelweit, keine sichere Seitendifferenz, träge Reaktion auf Licht. Kopfplatzwunde rechts frontal mit Hämatom. Pulmo seitengleich belüftet, Abdomen unauffällig. Extremitäten frei beweglich. Es fällt eine fehlende Spontanmotorik des rechten Armes auf.
RR 140/80 mmHg, Pulsfrequenz 64/min. SpO_2 95%. Während der Untersuchung erbricht der Patient.

Frage B:	Welche zusätzlichen Angaben zur Anamnese bzw. klinischen Befunde werden noch benötigt ?

Frage C:	Vorläufige Diagnosen ?

Frage D:	Therapievorschläge ?

Beifahrer:

5. Vorläufige Diagnose:

1. Schädelhirntrauma II. bis III.Grades

2. V.a. intracerebrale Blutung mit Hirndrucksymptomatik, evtl. Fokus links occipital.

Der NAW Fahrer wird beauftragt, einen zweiten Notarzt anzufordern. Ein Rettungsassistent ist dabei, den Patienten abzusaugen.

6. Therapie:

6.1 Legen einer Venenverweilkanüle (17 G, linker Unterarm).

6.2 Anlage von EKG und Pulsoxymetrie

6.3 Vorbereitung der Intubation.
Dann i.v.-Gabe von 5 mg DORMICUM®, 0,3 mg FENTANYL®, 10 mg HYPNOMIDATE® und 0,5 mg ATROPIN®.

6.4 Die Intubation erfolgt oral mit einem Tubus ID 8,0.
Nach Blockung des Tubus wird die Lunge auskultiert und eine Magensonde gelegt.

6.5 Anschließende Beatmung mit dem Oxylog, Frequenz 12/min, AMV 8 Liter, FiO_2 1,0.

6.6 Infusion von 500 ml HAES-steril® 6%.

6.7 $CO_{2(et)}$ 33mmHg, SpO_2 99%, RR 90/70, EKG: SR 68/min

Ein Rettungsassistent wird mit der Protokollierung sowie der kontinuierlichen Überwachung von Blutdruck und Beatmung beauftragt.

Fahrer:

Der Fahrer ist inzwischen von der Feuerwehr aus seinem Fahrzeug befreit worden. Er wird gerade auf eine Vakuummatratze gelegt und in den inzwischen eingetroffenen 2. RTW verbracht.

7. Befund:

Der Puls ist jetzt fadenförmig und tachykard. Bei der weiteren Untersuchung fallen auf: Schwellung des rechten Oberarmes mit Fehlstellung, Beckenkompressionsschmerz, Fehlstellung des linken Ober- und Unterschenkels. RR systolisch 80 mmHg, Frequenz 120/min.

Frage E:	Verdachtsdiagnosen?

Frage F:	Therapievorschläge?

Fahrer:

8. Vorläufige Diagnose:

1. Hämorrhagischer Schock

2. Oberarmfraktur rechts

3. Verdacht auf Beckenfraktur

4. Ober- und Unterschenkelfraktur links

9. Therapie:

9.1 Anlegen von zwei Venenverweilkanülen (17 G, linker Unterarm)

9.2 Applikation von 0,1 mg FENTANYL®.

9.3 Infusion von 2 x 500 ml Ringerlactat über eine Venenverweilkanüle, über die andere werden 500 ml HAES-steril® infundiert.

9.4 Narkoseeinleitung mit 5 mg DORMICUM®, 0,1 mg FENTANYL® und 10 mg HYPNOMIDATE® i.v.. Orale Intubation mit einem Tubus   ID 8,0.

9.5 Beatmung mit dem Oxylog: Frequenz 10/min, Atemminutenvolumen 9 Liter, PEEP +5 cm H_2O, FiO_2 1,0.

Inzwischen ist der zweite Notarzt eingetroffen. Er übernimmt die Betreuung des bereits beatmeten *Beifahrers*.

Frage G:	Weiteres Vorgehen ?

1.	Welche Maßnahmen sind vor dem Abtransport erforderlich ?

2.	Zeitpunkt des Abtransportes ?

3.	Welche Überwachung ist auf dem Transport erforderlich ?

4.	Transportmittel: RTW ?, NAW ?, RTH ?

5.	Welche Anforderungen sind an die Ausstattung des weiterbehandelnden Krankenhauses zu stellen ?

10. Transport und Einlieferung (Fahrer):

Unter im Strahl laufenden Infusionen stabilisiert sich der Blutdruck bei 110/80 mmHg während des Transportes. Fortführung der Narkose mit FENTANYL® und DORMICUM®.

Voranmeldung des polytraumatisierten Patienten in der zuständigen unfallchirurgischen Klinik über Funk.

Nach mündlicher Übergabe an die diensthabenden Chirurgen und Anästhesisten wird ein leserliches Einsatzprotokoll hinterlassen.

> **Frage H:** *Abschlußdiskussion*

AGNN - Fallbeispiel Nr. 22

1. Alarmierung:

Während des Transportes eines Unfallpatienten mit geschlossener Unterschenkelfraktur und ohne Zeichen eines Schädel-Hirn-Traumas Anfrage der Leitstelle bezüglich der Verfügbarkeit des Notarztes; der Hausarzt fordert den Notarzt nach zur Behandlung und Begleitung eines Patienten mit schweren Rhythmusstörungen; 17:50 Uhr.

Der Notarzt überläßt die Betreuung des Unfallpatienten den Rettungsassistenten und meldet sich einsatzbereit. Eintreffen des NEF am Einsatzort um 18:01 Uhr.

2. Anfahrtzeit:

11 Minuten

3. Lage:

Einsatzort ist ein Einfamilienhaus. Eine sich als Gattin des Patienten vorstellende Frau führt das Einsatzteam über eine steile und schmale Treppe in den ersten Stock. Hier liegt auf einer Couch ein ca. 50-jähriger Mann, blaß und ruhig. Neben diesem sitzt der Hausarzt im Sessel.

Frage A:	Weiteres Vorgehen ?

Nach der Vorstellung beim Hausarzt und während der Befragung des Patienten ist der Radialispuls rechts und links nicht zu tasten. Auch an der A. carotis sind beidseits keine Pulse tastbar. Der Patient ist kaltschweißig, jedoch gut ansprechbar und voll orientiert.

4. Notfallanamnese und Befund:

Gegen 15.00 Uhr sei dem Patienten aus subjektivem Wohlbefinden heraus plötzlich schlecht geworden mit starkem Schwindel. Er habe sich hinlegen müssen. Danach ging es ihm langsam besser. Immer wenn er sich aufrichten wolle, treten starke Übelkeit und Drehschwindel erneut auf. Diese Symptome kenne er nicht. Schmerzen seien nicht aufgetreten, zunächst habe er einmal abwarten wollen, ob nicht von alleine eine Besserung eintrete, aber da dies nicht der Fall war, habe seine Frau schließlich den Hausarzt angerufen, der ihn aus der Sprechstunde heraus aufgesucht habe.

Frage B: *Welche zusätzlichen Angaben zur Anamnese bzw. klinischen Befunde werden noch benötigt ?*

Lernbeispiele, keine Lehrbeispiele. Die Fallbeispiele beschreiben typische Problemsituationen in der täglichen notärztlichen Praxis. Sie sind nicht als Anleitung zur Behandlung bestimmt.

Der Hausarzt teilt mit, daß der Patient mit MARCUMAR® behandelt wird. Der registrierte EKG-Streifen zeigt das folgende Bild (Frequenz ca. 220/min.):

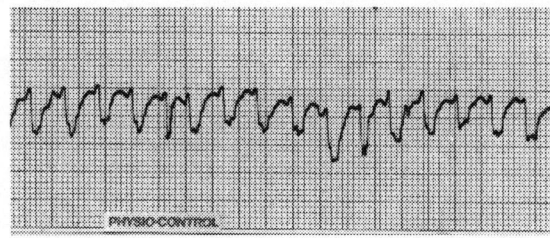

Ein vom Hausarzt registriertes 12-Kanal-EKG liefert keine über diesen Streifen hinausgehenden Informationen, die zur Differenzierung der Rhythmusstörung dienen können.

Frage C:	Verdachtsdiagnose ?

Frage D:	Weiteres Vorgehen ?

Vorläufige Diagnose:

Kammertachykardie

Der Blutdruck des Patienten ist nicht meßbar. Während der vom Hausarzt berichteten Fremdanamnese wird versucht, bei dem Patienten einen peripheren Venenzugang zu legen, was dem Hausarzt bisher nicht gelungen war. Auch der Notarzt hat keinen Erfolg. Nach Anheben der Beine gelingt schließlich das Einlegen einer Braunüle in die V. jugularis externa links.

Ergänzende Fremdanamnese (Hausarzt):
Er kenne den Patienten schon seit einem vor ca. 2 Jahren durchgemachten Hinterwandinfarkt. Dieser habe zur Ausbildung eines Herzwandaneurysmas geführt. Seinerzeit seien auf der Intensivstation vital bedrohliche Rhythmusstörungen aufgetreten. Insuffizienzzeichen haben nie bestanden. Letzter Quick-Wert: 18 %.

Frage E:	Therapievorschläge ?

5. Therapie:

Über das weitere Vorgehen besteht zwischen Notarzt und Hausarzt Einigkeit: ein zunächst links- dann rechtsseitiger Carotissinusdruckversuch bringt keinen Erfolg.

Unverändertes EKG auf dem Monitor. Der Patient ist ruhig, im Liegen beschwerdefrei, jedoch ohne meßbaren Blutdruck.

Unter der Vorstellung einer Kammertachycardie Gabe von 100 mg Xylocain iv. Ein Therapieeffekt ist nach ca. einer Minute nicht eingetreten.Es zeigt sich folgendes EKG:

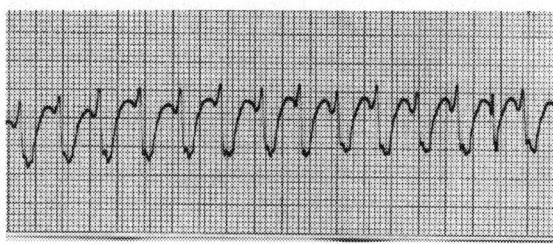

| Frage F: | Weiteres Vorgehen ? |

1. Welche weiteren Maßnahmen sind vor dem Abtransport erforderlich ?

2. Zeitpunkt des Abtransportes (geschätzte Fahrzeit zur Klinik ca. 8 Minuten) ?

3. Welche Überwachung ist auf dem Transport erforderlich?

4. Transportmittel: RTW ?, NAW ?, RTH ?

5. Welche Anforderungen sind an die Ausstattung des weiterbehandelnden Krankenhauses zu stellen ?

Lernbeispiele, keine Lehrbeispiele. Die Fallbeispiele beschreiben typische Problemsituationen in der täglichen notärztlichen Praxis. Sie sind nicht als Anleitung zur Behandlung bestimmt.

6. Transport und Einlieferung:

Entscheidung zum Transport in einem Tragetuch. Es wird zuvor der Defibrillator überprüft, ein Laryngoskop bereitgehalten und an Medikamenten FENTANYL®, DORMICUM® und HYPNOMIDATE® aufgezogen. Desgleichen Bereithalten eines Portex-Tubus ID 8,0 , dessen Cuff überprüft ist.

Der Transport erfolgt streng im Liegen und auf der Treppe mit dem Kopfende voran; Monitoring auf dem Weg in den RTW, der ohne Veränderung der Situation erreicht wird. Der Hausarzt verabschiedet sich hier von Patient und Notarzt.

Anmeldung des Patienten auf der internistischen Intensivstation des ca. 8 Fahrminuten entfernt liegenden Universitätsklinikums: nicht intubierter Patient im rhythmogenen Zirkulationsversagen bei Verdacht auf Kammertachycardie.

Der Transport verläuft ohne Zwischenfall. Der Patient bleibt ansprechbar, wach, ruhig und schmerzfrei. Keine Veränderung des EKG auf dem Monitor. Nach Eintreffen zunächst mündliche Übergabe des Patienten, später Anfertigung eines leserlichen Einsatzprotokolles.

Frage G:	*Weiteres Vorgehen ?*

Lernbeispiele, keine Lehrbeispiele. Die Fallbeispiele beschreiben typische Problemsituationen in der täglichen notärztlichen Praxis. Sie sind nicht als Anleitung zur Behandlung bestimmt.

zu Frage G:

Im Aufnahmeraum der Wachstation werden neue Klebeelektroden angebracht, um eine lückenlose Überwachung mit dem Stationsmonitor zu gewährleisten. Dann erfolgt eine komplette EKG-Ableitung.

Die Monitorregistrierung zeigt nun den in der zweiten und dritten Reihe angegebenen Befund (Der Ausgangsbefund ist in der ersten Reihe noch einmal zum Vergleich wiedergegeben):

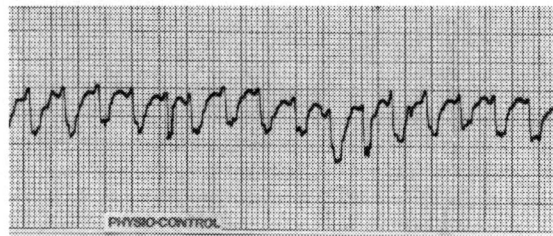

Ausgangs-EKG

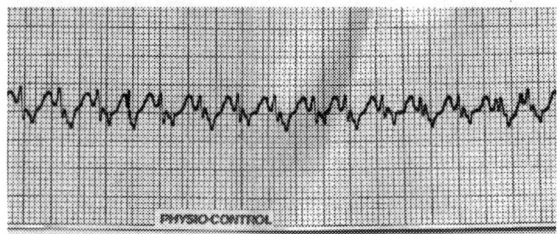

EKG nach Umkleben

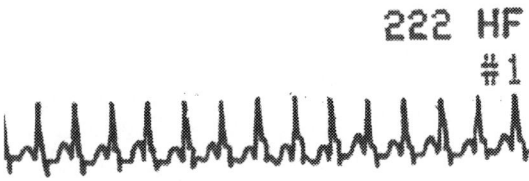

EKG mit Stationsmonitor

Frage H:	Diagnosen ?

Frage I:	Therapievorschläge ?

131

Lernbeispiele, keine Lehrbeispiele. Die Fallbeispiele beschreiben typische Problemsituationen in der täglichen notärztlichen Praxis. Sie sind nicht als Anleitung zur Behandlung bestimmt.

Diagnosen:

1. Supraventrikuläre Tachycardie

2. Verdacht auf Vorhofflattern mit 1:1-Überleitung

3. Rhythmogener Schock

zu Frage I:

Ein nochmaliger Carotissinusdruckversuch bringt keinen Erfolg. Jetzt Injektion von 5 mg ISOPTIN® iv.; unmittelbar im Anschluß Umspringen auf einen normofrequenten Sinusrhythmus mit einer Frequenz von 78/min.

Bis zum Aufbau eines suffizienten peripheren Blutdrucks vergehen noch ca. 15 Minuten; nach insgesamt ca. 30 Minuten Einsetzen einer Spontandiurese. Über 24 Stunden keine Rhythmusstörungen im Monitoring auf der Wachstation, nachdem mit einer initial intravenösen Digitalisierung des Patienten begonnen wurde.

| *Frage J:* | *Abschlußdiskussion* |

AGNN - Fallbeispiel Nr. 23

1. Alarmierung:

15.18 Uhr, warmer Sommertag.
Nach Besetzen des NEF folgen über Funk der Einsatzort und der Alarmierungsgrund:
" Person will sich umbringen ".

2. Anfahrtzeit:

10 Minuten.

Während der Anfahrt erfragt der Notarzt über Funk bei der Leitstelle nähere Angaben
zur Lage:
Die Leitstelle teilt mit, daß die Frage des Disponenten, ob der Patient bewußtlos sei,
von der Anruferin mit " jetzt ja " beantwortet wurde.
Weitere Informationen sind nicht zu erhalten !

3. Lage:

Der Einsatzort liegt im 6. Stock eines Hochhauses. Der RTW ist 2 Minuten zuvor
eingetroffen. Die Besatzung kommt dem Notarzt im Hauseingang aufgeregt entgegen
und berichtet, daß sie von einem Mann mit einem Brotmesser bedroht worden sei.
Unmittelbar darauf erscheint eine junge Frau (ca. 25 Jahre) mit einem Säugling auf
dem Arm. Sie teilt mit, ihr Ehemann habe aufgrund von Eheproblemen versucht, sich in
der Wohnung die Pulsadern aufzuschneiden. Er sei alkoholisiert. In der Küche befinde
sich eine Blutlache.

Frage A:	Weiteres Vorgehen ?

Über Funk wird die Schutzpolizei nachgefordert. Während der Wartezeit vor dem Haus ist von der Frau zu erfahren, daß ihr Mann schon einmal versucht habe, sich die Pulsadern aufzuschneiden. Eine Kurzschlußhandlung sei durchaus möglich.

Nach ca. 10 Minuten treffen 4 Polizeibeamte ein, die gemeinsam mit den Rettungsdienstkräften in die offenstehende Wohnung eindringen.

In der Küche sind Fußboden und Mobiliar blutverschmiert. Der Mann befindet sich im Badezimmer hinter verriegelter Tür.

Er droht: *" Wenn Ihr die Tür aufmacht, fällt mein Kopf herunter ! "*
und   *" Die Grünen (=Polizei) sollen sofort das Haus verlassen ! "*

Der Notarzt versucht, den Patienten zu beruhigen und mit ihm über ein freiwilliges Öffnen der Badezimmertür zu verhandeln. Über ca. 10 Minuten weigert sich dieser jedoch, einzulenken.
Die Polizisten schlagen vor, die Tür aufzubrechen und den Mann mit Tränengas kampfunfähig zu machen.
Das Angebot der Polizisten wird vom Notarzt abgelehnt, da dieser Zugriff den Patienten nicht schnell genug handlungsunfähig machen und die Einsatzkräfte in der engen Wohnung zusätzlich gefährden würde.

Frage B: *Welche zusätzlichen Angaben zur Anamnese bzw. klinischen Befunde werden noch benötigt ?*

Frage C: *Vorläufige Diagnosen ?*

Frage D: *Therapievorschläge ?*

Lernbeispiele, keine Lehrbeispiele. Die Fallbeispiele beschreiben typische Problemsituationen in der täglichen notärztlichen Praxis. Sie sind nicht als Anleitung zur Behandlung bestimmt.

Der Notarzt nimmt telefonisch Kontakt mit der diensthabenden Psychiaterin des ca. 7km entfernten Landeskrankenhauses auf und bittet um Hilfe bei der Gesprächsführung.
Nach Zusage wird bei der Leitstelle ein Fahrzeug mit Sonderrechten angefordert, das die Psychiaterin abholt.

4. Verlauf:

Unterdessen bleiben weitere Verhandlungen mit dem Patienten zunächst erfolglos, bis dieser unerwartet die Tür öffnet und nach kurzem Wortwechsel das Messer herausgibt. Er zeigt aber eine Rasierklinge zwischen den Zähnen und droht, diese herunterzuschlucken, falls ihm jemand zu nahe käme.

Der Mann ist mittelgroß und hat eine athletische Figur.

Weitere Verhandlungen - der Patient sitzt mittlerweile auf einem Sessel im Wohnzimmer - sowohl des Notarztes, als auch der mittlerweile gemeinsam mit einem Vollzugsbeamten eingetroffenen Psychiaterin führen nicht zum Erfolg, da die Forderung des Patienten, die Polizei solle das Haus verlassen, abgelehnt wird. Seit Nachfordern der Psychiaterin sind mittlerweile ca. 30 Minuten vergangen.

Die Polizei drängt nun auf baldigen Zugriff !

Frage E: *Weiteres Vorgehen ?*

Der Notarzt vereinbart mit den Polizisten, daß beim Zugriff sofort der Kopf des Patienten maximal rekliniert werden solle, um ein Schlucken der Rasierklinge zu verhindern.

Die Rettungsassistenten werden angewiesen, Infusion, Venenverweilkanüle und 20 mg HYPNOMIDATE® vorzubereiten.

Auf ein Zeichen des Notarztes überwältigen die vier Polizisten den Patienten nach kurzem Handgemenge und fesseln die Hände mit Handschellen auf dem Rücken.
Der Notarzt punktiert eine Vene auf dem linken Handrücken und injiziert 20 mg HYPNOMIDATE®.

Darauf erlischt der Widerstand des Patienten.

Auf dem Fußboden findet sich eine Hälfte einer Rasierklinge, die der Patient beim Handgemenge ausgespuckt hat. Der Verbleib der anderen Hälfte ist unklar.

Frage F:	*Weiteres Vorgehen ?*

1.	*Welche Maßnahmen sind vor dem Abtransport erforderlich ?*

2.	*Zeitpunkt des Abtransportes ?*

3.	*Welche Überwachung ist auf dem Transport erforderlich ?*

4.	*Transportmittel: RTW ?, NAW ?, RTH ?*

5.	*Welche Anforderungen sind an die Ausstattung des weiterbehandelnden Krankenhauses zu stellen ?*

5. Befund:

Schlafender Patient, rosig, ausreichende Spontanatmung, Pulse tachycard, gut gefüllt.
An der Innenseite beider Handgelenke finden sich mehrere quer verlaufende,
oberflächliche Schnittwunden.
Die direkte Laryngoskopie ergibt - soweit einsehbar - keinen Anhalt für Verletzungen in
Mund oder Rachen.
Die zweite Hälfte der Rasierklinge findet sich nicht.

Verdachtdiagnosen:

1. Psychose

2. Suizidversuch

6. Tranport und Einlieferung:

Der Patient wird in Bauchlage schlafend und spontanatmend nach Voranmeldung in
das nächste Schwerpunktkrankenhaus eingeliefert.

Zwei Polizisten und der Vollzugsbeamte begleiten den Transport. Bei beginnender
Gegenwehr werden fraktioniert 3 mal 5 mg DORMICUM® nachinjiziert.

Pulse, Atmung und Hautfarbe bleiben unauffällig.

Transportzeit 10 Minuten.

In der Notfallaufnahme wird der Patient an die diensthabende Chirurgin übergeben
unter Hinweis auf die nicht auffindbare Rasierklingen-Hälfte.

Hinterlassen eines leserlichen Einsatzprotokolls.

7. Epikrise:

Der Patient wird in Anwesenheit der Polizei geröngt. Schädel-, Thorax- und Abdomen-
Übersichts-Aufnahme zeigen keinerlei Fremdkörper. Nach Versorgung der
Schnittwunden wird der Patient in die geschlossene Abteilung des
Landeskrankenhauses eingewiesen.

Frage G: *Abschlußdiskussion*

Lernbeispiele, keine Lehrbeispiele. Die Fallbeispiele beschreiben typische Problemsituationen in der täglichen notärztlichen Praxis. Sie sind nicht als Anleitung zur Behandlung bestimmt.

AGNN - Fallbeispiel Nr. 24

1. Alarmierung:

10.30 Uhr.
Kühler Vormittag im Mai, mäßiger Wind.

2. Anfahrtzeit:

9 Minuten.
Die Leitstelle teilt über Funk mit, ein Mann sei in einem Hochregallager abgestürzt.

3. Lage:

RTW und Rüstzug der Feuerwehr mit Drehleiter sind ca. 5 Min. zuvor eingetroffen.
Das Hochregallager ist z. Zt. im Bau. Der größte Teil der quaderförmigen, ca. 30 m
hohen Stahlskelettkonstruktion ist montiert. Zwei Seiten und die Hälfte des Daches
sind bereits verkleidet.

Der Einsatzleiter der Feuerwehr informiert:
Bei den Arbeiten zum Abdecken des Daches sei ein Monteur ca. 7 m abgestürzt und in
der Stahlkonstruktion hängengeblieben. Er könne die Beine nicht bewegen. Da eine
Rettung derzeit noch nicht möglich ist, plant der Einsatzleiter, mit Hilfe der Drehleiter
eine Rettungsmulde auf das Dach zu bringen und die Lage von dort zu inspizieren.
Zwei Feuerwehrleute seien bereits dort und würden versuchen, den Verletzten mit
einem Seil zu sichern.

Der Notarzt versucht, von unten Kontakt zum Verletzten aufzunehmen, was aufgrund
der Entfernung und des Geräuschpegels auf der Baustelle nicht gelingt.

Frage A:	Weiteres Vorgehen ?

4. Rettung und Befund:

4.1 Rettung

4.1.1 Da das Ausmaß der Verletzungen und die daraus resultierende Art der Rettung nicht festgestellt werden können, entschließt sich der Notarzt, mit dem Einsatzleiter im Korb der Drehleiter auf das Dach hochzufahren. Dazu wird der Notarzt von der Feuerwehr mit Helm und Hüftgurt ausgerüstet.

Eine Hälfte des Stahlskeletts ist bereits mit Dachplatten abgedeckt und dadurch begehbar, die andere Hälfte ist nach oben hin frei. An der Dachkante zum unbedeckten Teil des Regals hin haben zwei Feuerwehrleute den Verletzten über dessen eigenen Hüftgurt mit einem Seil an einem der Stahlträger gesichert.

Nachdem sich Notarzt und Einsatzleiter ebenfalls mittels Hüftgurt und Seil an der Dachkante gesichert haben, können sie die Unfallstelle einsehen:
Der Verletzte befindet sich ca. 7 m tiefer halb sitzend auf einem Stahlträger und wird von einem Arbeitskollegen festgehalten. Es gibt keine Leitern, um in der glatten Stahlkonstruktion von oben zum Verletzten zu gelangen.

4.1.2 Der Notarzt nimmt durch Zuruf Kontakt zum Verletzten und dessen Arbeitskollegen auf:
Der Patient ist ansprechbar und klagt über Schmerzen im Rücken und in der rechten Hüfte. Er könne die Beine nicht richtig bewegen, habe aber **kein** taubes Gefühl in den Beinen.

4.1.3 Der Notarzt stimmt das weitere Vorgehen mit dem Einsatzleiter der Feuerwehr ab: Wegen des Verdachts auf eine Wirbelverletzung ist eine schonende Rettung erforderlich. Damit scheidet sowohl ein Abtransport im Inneren des Stahlgerüstes, als auch ein direktes Abseilen des Patienten an seinem Hüftgurt aus. Daher wird die Rettungsmulde in einem benachbarten Schacht der Stahlkonstruktion abgeseilt und vom Arbeitskollegen auf die Stahlträger neben dem Verletzten gestellt. Gleichzeitig hat ein Feuerwehrmann sich von unten durch das Stahlgerüst hochgearbeitet. Gemeinsam mit dem Monteur bugsiert er den Verletzten in die Mulde und schließt die Sicherungsgurte. Daraufhin wird die Mulde durch den Schacht nach unten abgeseilt.

Während des letzten Manövers fährt der Notarzt mit der Drehleiter nach unten und nimmt den Patienten gemeinsam mit der RTW-Besatzung in Empfang. Die Rettungsmulde wird anstelle der Trage auf den Tragentisch des RTW gestellt.

Seit dem Eintreffen am Einsatzort ist inzwischen über eine Stunde vergangen.

Frage B: *Welche zusätzlichen Angaben zur Anamnese / zum Unfall-mechanismus bzw. klinischen Befunde werden noch benötigt ?*

Frage C: *Weiteres Vorgehen ?*

4.2   Befund

4.2.1   Ca. 30-jähriger Patient, ansprechbar, orientiert, allenfalls kurze Amnesie für den unmittelbaren Sturz, Pupillen isocor, gut reagierend.

4.2.2   Druckschmerz und Krepitation über dem rechten, unteren, lateralen Thorax, Atemgeräusch seitengleich.

4.2.3   Abdomen gespannt, nicht druckschmerzhaft. Druckschmerz über der rechten Hüfte, das Becken erscheint stabil. Schürfung und Krepitation am rechten, proximalen Unterarm über der Ulna, keine Fehlstellung.

4.2.4   Schmerzangabe im Rücken in Höhe obere LWS, Sensibilität und Motorik der Beine erscheinen grob orientierend o. B.

4.2.5   Stark zentralisiert und ausgekühlt.

4.2.6   RR 100/80 mmHG, Herzfrequenz am EKG-Monitor 100/min.

| *Frage D:*   *Vorläufige Diagnosen ?* |

| *Frage E:*   *Therapievorschläge ?* |

Vorläufige Diagnosen:

1. Thoraxtrauma mit Rippenfrakturen rechts

2. V.a. Wirbelsäulenfraktur

3. Unterarmfraktur rechts

4. Beckenprellung rechts

5. V.a. stumpfes Bauchtrauma

6. beginnender Volumenmangelschock

5. Therapie:

5.1 Venenverweilkanülen (je 1,7 mm, grau) am linken Handrücken und in der linken Ellenbeuge, Anschluß von je 500 ml Vollelektrolytlösung und HAES® 6% im Strahl.

5.2 Injektion von 0,3 mg FENTANYL®, 5 mg DORMICUM®, 20 mg HYPNOMIDATE®

5.3 Intubation mit Magill-Tubus 8,5 mm ID, Auskultation (seitengleiches Atemgeräusch) und Fixieren des Tubus mit " braunem Pflaster "

5.4 Beatmung mit OXYLOG®, " no air mix ", AMV 10 l/min., AF 10/min.

5.5 Schienung der HWS mit Halsstütze, auf eine Umlagerung auf die RTW-Trage wird verzichtet.

Frage F:	*Weiteres Vorgehen ?*

1.	*Welche Maßnahmen sind vor dem Abtransport erforderlich ?*

2.	*Zeitpunkt des Abtransportes ?*

3.	*Welche Überwachung ist auf dem Transport erforderlich ?*

4.	*Transportmittel: RTW ?, NAW ?, RTH ?*

5.	*Welche Anforderungen sind an die Ausstattung des weiterbehandelnden Krankenhauses zu stellen ?*

---

6. Verlauf, Transport und Einlieferung:

Der Patient wird nach Voranmeldung über die Leitstelle (*"Polytrauma, intubiert und beatmet"*) in das nächstgelegene Schwerpunktkrankenhaus mit CT und der Möglichkeit zur Akutversorgung Wirbelsäulenverletzter eingeliefert.

Transportzeit (schonendes Fahrtempo) 17 Min.

Unterwegs werden bei beginnender Abwehr des Patienten 0,2 mg FENTANYL® und 10 mg DORMICUM® nachinjiziert.
Unter Infusionstherapie (weitere 500 ml HAES® 6%) stabilisiert sich der Kreislauf (RR 110/80 mmHG, HF 75/min.).

Der Patient wird im Schockraum dem Aufnahmeteam (Anästhesist, Unfallchirurg, Neurologe) übergeben.

Hinterlassen eines leserlichen Einsatzprotokolles !

Klinische Diagnosen:

1. Stumpfes Thoraxtrauma mit Fraktur der 9. u. 10. Rippe rechts
2. Querfortsatzabrißfrakturen LWK 1 - 3 rechts
3. Ulnafraktur rechts

7. Epikrise:

Der Patient wird am selben Abend operativ versorgt (Ulnaverplattung) und kann am nächsten Tag extubiert werden.

Frage G:	Abschlußdiskussion

Lernbeispiele, keine Lehrbeispiele. Die Fallbeispiele beschreiben typische Problemsituationen in der täglichen notärztlichen Praxis. Sie sind nicht als Anleitung zur Behandlung bestimmt.

AGNN – Fallbeispiel Nr. 25

1. Alarmierung:

über FME: "Einsatz für den RTH, Kind ertrunken", Ortsangabe, Planquadrat...,
             Angabe der zuständigen Leitstelle mit Funkkanal, Uhrzeit.

2. Anflugzeit:

13 Minuten

3. Lage:

Kalter Januartag. Während des Anfluges wird dem RTH mitgeteilt, daß das Kind
bereits außer Gefahr sei, ein im RTW anwesender, niedergelassener Arzt fordere den
RTH aber zum schnellen Transport in die Kinderklinik an.
Der Einsatzort liegt am Rand einer Neubausiedlung, der RTW ist neben einem kleinen
Fluß abgestellt.
Notarzt und RTH-Sanitäter betreten den RTW, auf dessen Trage ein weinendes Kind
liegt. Weiterhin sind die Mutter des Kindes und der Hausarzt der Familie im RTW
anwesend.

| Frage A: Weiteres Vorgehen ? |

Lernbeispiele, keine Lehrbeispiele. Die Fallbeispiele beschreiben typische Problemsituationen
in der täglichen notärztlichen Praxis. Sie sind nicht als Anleitung zur Behandlung bestimmt.

4.Notfallanamnese und Befund:

4.1 Anamnese:
Beide berichten: Der 5-jährige Junge sei von Spielkameraden mit dem Gesicht nach unten im Fluß gefunden worden. Die alarmierte Mutter (Krankenschwester) habe das leblose Kind dann aus dem Wasser gezogen und einige Male Mund-zu-Mund-Beatmung und Herzdruckmassage gemacht. Beim Eintreffen des Hausarztes hätte es bereits wieder spontan geatmet und einen tastbaren Puls an der Halsschlagader gehabt.
Der Hausarzt hätte nach Eintreffen des RTW einen venösen Zugang am linken Unterarm mit einer "Butterfly" gelegt.
Der Transport in die Kinderklinik könne jetzt beginnen.

Mutter und Hausarzt werden um Verständnis für eine kurze orientierende Untersuchung während der Transportvorbereitung gebeten.

4.2 Befund:
In eine Decke eingehülltes, entkleidetes 5-jähriges, normalgewichtiges Kind.
Unterkühlt, zentralisiert und zyanotisch.
Das Kind ist maximal agitiert, schreit und ist auch durch die Mutter nicht zu beruhigen.
Pulmo auskultatorisch: reichlich RG, li > re.
EKG-Monitor: Sinustachykardie um 190/min.
Über eine Maske wird Sauerstoff angeboten, am linken Arm ist eine Schiene angewickelt, in der Binde verschwindet eine Infusionsleitung, die Infusion tropft nur sehr langsam.

In der Zwischenzeit ist die RTH-Trage neben den RTW gestellt worden, der Transport kann beginnen.

Geschätzte Transportzeit insgesamt 15 Minuten.

Frage B: *Welche zusätzlichen Angaben zur Anamnese bzw. klinischen Befunde werden noch benötigt?*

Frage C: *Vorläufige Diagnosen?*

Frage D: *Therapievorschläge?*

Vorläufige Diagnose :

1. Respiratorische Insuffizienz nach Beinahe-Ertrinken
2. V. a. Süßwasseraspiration

5. Verlauf:

Mutter und Hausarzt werden über die Notwendigkeit von Intubation und Beatmung informiert. Der Kollege signalisiert Zustimmung, während die Mutter darauf hinweist, daß ihr Kind doch spontan atmen würde und die Beatmung doch gegebenenfalls in der Klinik erfolgen könne !
Nachdem sie nochmals auf den drohenden Sauerstoffmangel hingewiesen wurde, erklärt sie sich einverstanden, möchte aber "nicht dabei sein"!

Die zur Narkoseeinleitung erforderlichen Medikamente werden aufgezogen, Intubationsbesteck und Absauganlage nochmals geprüft und zwei Magill-Tuben mit Führungsstab bereitgelegt (CH 20 und CH 22).

Wegen mittlerweile paravasaler Lage der "Butterfly-Kanüle" wird über die v. jugularis externa links ein neuer Zugang gelegt. (Viggo 0,8 mm). Der Sauerstoff-Flow über die Maske wird maximal erhöht.

Nach Abschluß der Vorbereitungen geht der Notarzt an das Kopfende der Trage, der Rettungssanitäter übernimmt den Spritzensatz.

In diesem Moment wird die Seitentür des RTW geöffnet und ein weißgekleideter, aufgeregter Mann kommt in den RTW. Er sei Arzt und Notarzt und wolle jetzt sofort wissen, was man mit **seinem** Kind vorhabe.

Nachdem sich der Notarzt vorgestellt hat, wird er etwas ruhiger, beginnt jedoch eine Diskussion über die Intubationsindikation.
Die Intubation sei nach seiner Meinung eher schädlich und gefährlich, man solle doch versuchen, das noch spontan atmende Kind "so" zu transportieren.

Auf den Einwand, daß während des Fluges eine sichere Überwachung der grenzwertigen Atmung und eine schnelle Intubation nicht gewährleistet sei, erwidert der Vater, daß man doch lieber mit dem RTW fahren solle.
Die Rettungssanitäter geben daraufhin die geschätzte Fahrtzeit mit mehr als 20 Minuten an.

Der Pilot des RTH kommt zum RTW und bittet um eine schnelle Entscheidung, da der Zeitpunkt "Sonnenuntergang" bereits überschritten sei !

Frage E: *Weiteres Vorgehen ?*

Der RTH-Notarzt stellt den Vater freundlich aber bestimmt vor folgende Alternativen:

1. Intubation und Beatmung des Kindes, Transport mit RTH in die Kinderklinik, wobei er mitfliegen könne.
2. Transport mit RTW in Begleitung und Verantwortung des Vaters, Abbruch des RTH-Einsatzes.

Daraufhin entscheidet sich der Kollege für die erste Möglichkeit, will aber *"dabeisein"*.

6. Therapie

6.1 Narkoseeinleitung: Nach nochmaliger Kontrolle von Laryngoskop, Tuben und Absauganlage Injektion von 0,1 mg FENTANYL®, 5 mg VALIUM, 8 mg HYPNOMIDATE®.

6.2 Nach Sistieren der Abwehrbewegungen: Sellick' scher Handgriff und Intubation (Magill-Tubus CH 22).

6.3 Beatmung mit Oxylog: no air-mix, FiO_2 1, 0; AMV 4 l, Frequenz 12/min, PEEP +5 cm H_2O.

6.4 Auskultatorische Kontrolle der Tubuslage (weiter massenhaft grob- und feinblasige RG).

6.5 Orales Einführen eines Absaugkatheters CH14 in den Magen und Absaugen von etwa 300 ml Wasser.

6.6 Einlage eines Guedeltubus Gr.2 und Tubusfixation mit braunem Pflaster.

6.7 Einhüllen des Kindes in eine Rettungsdecke.

6.8 Nachinjektion von 5 mg VALIUM® und 0,1 mg FENTANYL®.

6.9 Injektion von 10 mg LASIX®.

Lernbeispiele, keine Lehrbeispiele. Die Fallbeispiele beschreiben typische Problemsituationen in der täglichen notärztlichen Praxis. Sie sind nicht als Anleitung zur Behandlung bestimmt.

7. Verlauf

Unter diesen Maßnahmen Rückgang von Zyanose und Tachykardie beim Kind und Entspannung der Situation zwischen den beiden Ärzten.

Frage F:	Weiteres Vorgehen ?

1.	Welche Maßnahmen sind vor dem Abtransport erforderlich ?

2.	Zeitpunkt des Abtransportes ?

3.	Welche Überwachung ist auf dem Transport erforderlich ?

4.	Transportmittel: RTW ?, NAW ?, RTH ?

5.	Welche Anforderungen sind an die Ausstattung des weiterbehandelnden Krankenhauses zu stellen ?

8. Transport und Einlieferung:

Umlagerung des Kindes auf die RTH-Trage, komplikationsloser Transport in die Kinderklinik.

Mündliche Übergabe und Hinterlassen eines leserlichen Einsatzprotokolls.

9. Epikrise:

Bei Aufnahme Temperatur 33°C rektal.
BGA mit o.g. Respiratoreinstellung unter kontrollierter Beatmung auf derIntensivstation:

paO_2 90 mm Hg, pCO_2 40 mm Hg,
SaO_2 90 %, pH 7,1

Frage G:	*Abschlußdiskussion*

Lernbeispiele, keine Lehrbeispiele. Die Fallbeispiele beschreiben typische Problemsituationen in der täglichen notärztlichen Praxis. Sie sind nicht als Anleitung zur Behandlung bestimmt.

AGNN - Fallbeispiel Nr. 26

1. Alarmierung:

"Einsatz für den RTH, internistischer Notfall, RTW bereits auf der Anfahrt". Es folgen die Angaben zum Einsatzort (Ort, Straße, Hausnummer, Planquadrat sowie zuständige Leitstelle und Ansprechpartner).

2. Anflugzeit:

4 Minuten

3. Lage:

6 Minuten nach der Alarmierung landet der RTH in unmittelbarer Nähe des Einsatzortes auf einer Straßenkreuzung einer Neubausiedlung. Polizeibeamte führen Notarzt, Rettungssanitäter und die gleichzeitig eintreffende RTW-Besatzung in das Wohnzimmer eines Einfamilienhauses.

Auf dem Fußboden liegt in Rückenlage ein ca. 20-jähriger, leicht adipöser Mann. Zwei zivil gekleidete Personen (diensthabender niedergelassener Arzt mit Helferin) führen bereits Reanimationsmaßnahmen durch (Zwei-Helfer-Methode ohne Hilfsmittel).

Frage A: *Weiteres Vorgehen ?*

Lernbeispiele, keine Lehrbeispiele. Die Fallbeispiele beschreiben typische Problemsituationen in der täglichen notärztlichen Praxis. Sie sind nicht als Anleitung zur Behandlung bestimmt.

4. Notfallanamnese und -befund:

4.1. Junger männlicher Patient unter Reanimationsmaßnahmen, zyanotisch, Pupillen beidseits eng, Carotispuls unter Herzdruckmassage tastbar, keine Spontanatmung, obere Atemwege hörbar verlegt (Schleim o.ä.).

4.2. Der zuerst eingetroffene Arzt berichtet: Sein Name sei Dr. ..., er hätte heute Sonntagsdienst und den Patienten vorher nie gesehen.

Er selbst sei erst seit 5 Minuten am Ort, hätte den Patienten mit Herz- und Atemstillstand vorgefunden und habe mit Mund-zu-Mund-Beatmung und Herzdruckmassage angefangen.

Nach Angaben der Eltern sei der Junge plötzlich umgefallen.

Frage B: *Diagnose ?*

Frage C: *Welche zusätzlichen Angaben zur Anamnese bzw. klinischen Befunde werden benötigt ?*

Lernbeispiele, keine Lehrbeispiele. Die Fallbeispiele beschreiben typische Problemsituationen in der täglichen notärztlichen Praxis. Sie sind nicht als Anleitung zur Behandlung bestimmt.

Vorläufige Diagnose:

Kreislauf- und Atemstillstand unklarer Ursache

5. Therapie:

5.1 Weiterführung der Reanimationsmaßnahmen.

5.2 Freimachen/Freihalten der Atemwege. Nach Einführen des Laryngoskopes reichlich Essensreste (Rotkohl) im Rachen sichtbar. Entfernen mit Absaugpumpe und Kornzange schwierig, anschließend orotracheale Intubation (Magill Ch 36), Beutelbeatmung mit 100% Sauerstoff, Fortführung der Herzdruckmassage, Auskultation der Lunge: seitengleich belüftet, vereinzelt grobblasige RG, links mehr, als rechts. Anschluß des transportablen Beatmungsgerätes (OXYLOG®) AMV 10 Liter, Beatmungsfrequenz 12/min, FiO2 1,0 (No Airmix)

5.3 Das zwischenzeitlich durch die Rettungsassistenten angelegte EKG ergibt den Befund einer Asystolie.

5.4 Während der Durchführung dieser Maßnahmen versucht der niedergelassene Kollege weitere Informationen zu erhalten:

Die Mutter des 19-jährigen Patienten berichtet, der Junge habe das Zimmer betreten, sich an der Brust gefaßt und sei zusammengebrochen! Es handele sich bestimmt um einen Herzinfarkt, denn es sei ihr Sohn aus erster Ehe und sein Vater sei im Alter von 30 Jahren ganz plötzlich an einem Infarkt verstorben. Der Sohn sei auch nicht ganz herzgesund, denn er müsse gelegentlich Herztropfen einnehmen. Ansonsten sei in den letzten Tagen nichts besonderes vorgefallen!

Die Basismaßnahmen der kardiopulmunalen Reanimation werden auch während der Erhebung der Kurzanamnese durchgeführt.

| *Frage D:* *Weitere Therapievorschläge ?* |

6. Weitere Therapie:

6.1.   Gabe von 1 mg Adrenalin in 10 ml Aqua dest. über den Endotrachealtubus.

6.2.   Punktion der v. jugularis externa links mit Verweilkanüle grau (1,7 mm).

6.3.   Anschluß von 500 ml Ringer-Laktat-Lösung.

6.4.   Injektion von 1 mg Adrenalin unverdünnt i.v.

6.5.   Weiterführung von Beatmung und Herzdruckmassage.

7. Verlauf:

EKG-Kontrolle nach weiteren 2 Minuten Reanimationsdauer:
Vereinzelte, wenig deformierte QRS-Komplexe, dann tachykarder Sinusrhythmus mit einer Frequenz von ca. 120/min. (Carotispuls tastbar, kein erkennbares Pulsdefizit !).

Unter laufender EKG- und Pulskontrolle wird die Beatmung forgesetzt. Nach etwa 2 Minuten sinkt die Herzfrequenz auf unter 100 Schläge/min. ab. Der erhaltene Sinusrhythmus geht nach einer weiteren Minute bei einer Frequenz von 60/min. über eine III.-gradige AV-Blockierung (ventrikulärer Ersatzrhythmus, 3 Aktionen) in eine Asystolie über !

Frage E: *Weitere Maßnahmen ?*

8. Weiterer Verlauf:

8.1. Die Herzdruckmassage wird fortgesetzt, es wird nochmals 1 mg Adrenalin in die Verweilkanüle injiziert. Erneute EKG-Kontrolle nach weiteren 2 Minuten Reanimationsdauer:
Tachykarder SR (120/min), Puls auch an der a. radialis tastbar. Die Pupillen sind beidseits eng !

8.2. Nach 3 Minuten mit suffizientem Spontankreislauf gerät der Patient über eine Bradykardie wieder in eine Asystolie. 1 mg Adrenalin i.v. und kurzzeitige Herzdruckmassage sind erneut erforderlich.

Der geschilderte Vorgang wiederholt sich noch zweimal, die Verwendung von Orciprenalin (ALUPENT® 0,5 mg i.v.) als Bolus intravenös führt zu keinem Erfolg.

8.3. Das nochmalige eindringliche Befragen der Eltern bringt keine neuen Erkenntnisse: Der Junge sei wohl herzkrank aber gut belastbar, die Tropfen seien "mehr zur Beruhigung", andere Medikamente nehme er nicht ein, man habe auch nichts im Hause und überhaupt sei bis zu seinem plötzlichen Zusammenbruch alles in Ordnung gewesen, genau wie bei seinem Vater, der
....
An dieser Stelle muß die Befragung unterbrochen werden, da der Patient erneut eine Asystolie zeigt.

Frage F:	Weiteres Vorgehen ?

8.4.   Erneute Reanimationsmaßnahmen

Nach erneuter Herzdruckmassage und Gabe von0,5 mg Adrenalin i.v. hat der Patient wieder einen spontanen Kreislauf mit gut tastbarem Radialispuls. Pupillen sind weiterhin eng.

8.5   Wegen der rezidivierenden Rhythmusstörung wird der Entschluß gefaßt, den tranthorakalen Schrittmacher anzulegen. Die Stimulationfrequenz wird auf 80/min eingestellt. Nach Steigerung der Stromstärke auf 70mA findet sich eine suffiziente Antwort mit gutem Auswurf

---

Frage G: *Weiteres Vorgehen ?*

1.   Welche Maßnahmen sind vor dem Abtransport erforderlich ?

2.   Zeitpunkt des Abtransportes ?

3.   Welche Überwachung ist auf dem Transport erforderlich ?

4.   Transportmittel: RTW ?, NAW ?, RTH ?

5.   Welche Anforderungen sind an die Ausstattung des weiterbehandelnden Krankenhauses zu stellen ?

---

9. Transport, Einlieferung und klinischer Verlauf:

9.1. Vom Telefon der Wohnung aus nimmt der Notarzt Kontakt mit der Intensivstation des nächsten Krankenhauses auf und veranlaßt die Vorbereitung des Bettplatzes und die Benachrichtigung des internistischen Dienstes.

9.2. Da das Zielkrankenhaus auf dem Luftwege schneller und schonender zu erreichen ist und in der eingesetzten BELL UH 1D Herzdruckmassage während des Fluges möglich ist, entscheidet sich der Notarzt zum RTH-Transport ! Der Rettungssanitäter des RTH organisiert das Herbeischaffen der RTH-Trage.

9.3. Der Patient wird kontinuierlich überwacht, es kommt zu keinen weiteren Rhythmusstörungen. Der Blutdruck beträgt 110/60 mmHg, EKG: SM-Rhythmus 80/min, die Pupillen sind eng.

9.4. Anschießend Lagerung auf der RTH-Trage

9.5. Beim Auftreten von Husten und Abwehrbewegungen werden bis zum Erreichen des Zielkrankenhauses 0,3 mg FENTANYL® und 10 mg Diazepam verabreicht. Auf der vorinformierten Intensivstation wird der Patient mit stabilen Kreislaufverhältnissen übergeben und an das vorbereitete Beatmungsgerät angeschlossen. Die übernehmenden Kollegen werden mündlich informiert. Ein leserliches Einsatzprotokoll wird ausgefüllt.

9.6. Nach dem Einsetzen einer massiven Bronchialsekretion wird von einer Intensivschwester ein eigenartiger knoblauchähnlicher Geruch bemerkt. Der klinische Verdacht auf eine Intoxikation mit Cholinesterasehemmern wird erhärtet durch die stark verminderte Cholinesterase im Serum. Der Patient wird daraufhin der kausalen Therapie zugeführt (Magenspülung, hochdosierte Atropingabe).

Lernbeispiele, keine Lehrbeispiele. Die Fallbeispiele beschreiben typische Problemsituationen in der täglichen notärztlichen Praxis. Sie sind nicht als Anleitung zur Behandlung bestimmt.

9.7.   Die Eltern werden jetzt nochmals eindringlich befragt, weisen jedoch die Möglichkeit einer Vergiftung entschieden zurück. Sie bringen aber am folgenden Tag eine angebrochene Flasche PARATHION® mit ins Krankenhaus.
Im weiteren Verlauf (Wochen !) wird der Ablauf der Ereignisse anders geschildert (Übelkeit, abdominelle Krämpfe vor Kollaps sowie bestehende persönliche Probleme) !
Weiterhin wurde nach dem Zusammenbruch des Sohnes zunächst über längere Zeit versucht, einen niedergelassenen Arzt zu erreichen. Erst als auch der Arzt des Nachbarortes nicht direkt zu erreichen war, wurde die "110" verständigt.

9.8.   Der Patient wird mit neurologischem Defizit aus der Rehabilitationsklinik entlassen. Noch zwei Jahre nach dem Ereignis führen die Eltern den Zustand des Sohnes in der Öffentlichkeit auf einen Herzinfarkt zurück !

| *Frage J:* | *Abschlußdiskussion* |

Lernbeispiele, keine Lehrbeispiele. Die Fallbeispiele beschreiben typische Problemsituationen in der täglichen notärztlichen Praxis. Sie sind nicht als Anleitung zur Behandlung bestimmt.

AGNN - Fallbeispiel 27

1. Alarmierung:

Über Funk:
"RTH-Einsatz, Sportflugzeug auf einen Acker gestürzt, RTW und NEF bereits auf der Anfahrt",
es folgen die Angaben zum Einsatzort.

2. Anflugzeit:

7 Minuten.

Nachdem die Hälfte der Strecke zurückgelegt worden ist, geht die Rückmeldung von RTW und NEF ein: *"1 polytraumatisierter Patient, RTH dringend erforderlich !"*

3. Lage:

Die Landung auf dem trockenen Acker erfolgt wegen der ungeschützten Lage des Patienten und der geöffneten Notfallkoffer von RTW und NEF in etwa 80 m Entfernung von der Absturzstelle.
Die Trümmer eines Ultraleichtflugzeuges liegen ca. 50 m neben einer Bundesstraße auf einem Acker.
Der Pilot ist halbsitzend in Rückenlage noch in den Gurten festgeschnallt, beide Oberschenkel und der linke Unterschenkel liegen in deutlicher Fehlstellung, durch das zerrissene Hosenbein des rechten Oberschenkels ist eine Weichteilverletzung mit Knochenaustritt sichtbar !

Eine Infusion läuft bereits über einen peripheren Venenzugang.

Die zuerst eingetroffene Notärztin und ein Rettungsassistent versuchen, weitere venöse Zugänge zu legen, ein weiterer Rettungsassistent führt das Laryngoskop in den Mund des Patienten ein, was dieser mit heftigen Abwehrbewegungen beantwortet.

Frage A:	Weiteres Vorgehen ?

---

4. Notfallanamnese und Befund:

4.1 Anamnese:
Auf Anfrage teilen die Anwesenden der RTH-Besatzung mit, daß der Pilot mit seinem Flugzeug in ca. 25 m Höhe ins Trudeln geraten und auf das Feld gestürzt sei.

Er habe nach Aufforderung die Augen geöffnet und bereits 7,5 mg DIPIDOLOR® i.v. erhalten, die Venen seien schwer zu punktieren, da der Patient im Schock sei !

4.2 Befund:
Ca. 30-jähriger Patient, reagiert auf Ansprache mit Augenöffnung, Pupillen bds. mittelweit, Lichtreaktion prompt, Worte nicht verständlich.

Spontanbewegung beider Arme, Bewegung der Beine wegen Schmerzen nicht möglich.

Haut blaß und kaltschweißig, Carotispuls beidseits tastbar, Radialispuls beidseitig fadenförmig.
Pulsfrequenz um 140/min, RR ca. 70 mmHg systolisch., SpO_2 : keine sicheren Werte

Der Patient erbricht und benötigt Hilfe beim Entleeren der Mundhöhle, dabei fällt eine Krepitation im Bereich des Unterkiefers auf.

Frage B: *Welche zusätzlichen Angaben zur Anamnese bzw. klinischen Befunde werden noch benötigt ?*

Frage C: *Vorläufige Diagnosen ?*

Frage D: *Therapievorschläge ?*

Vorläufige Diagnosen:

1. hämorrhagischer Schock
2. Oberschenkelfraktur bds., rechts offen
3. Unterschenkelfraktur links
4. Unterkieferfraktur

5. Therapie:

Gemeinsame Entscheidung zur Narkoseeinleitung !

5.1. Sauerstoffinhalation mit hohem Flow über Maske.

5.2. Zweiter venöser Zugang (1,7 mm, rechter Unterarm).

5.3. 500 ml HAES ® 6% "im Schuß".

5.4. Bereitstellung einer Absaugpumpe, Funktionsprobe und Entfernung des "T - Stückes"

5.5. 2-malige Injektion von 0,05 mg FENTANYL®.

5.6. Nach Sistieren der Abwehrbewegungen Auswischen der Mundhöhle.

5.7. Injektion von 20 mg HYPNOMIDATE®

5.8. Orale Intubation (Magill CH 36 mit Führungsstab), "blocken", Tubuskontrolle durch Auflegen der Handflächen infraclavikulär und "Fühlen" der Atembewegungen. Bei der Intubation fällt eine deutliche Krepitation im Unterkieferbereich auf.

5.9. Guedeltubus als Beißschutz, Tubusfixierung mit Pflaster.

5.10. Beatmung mit Oxylog (AMV 10 l , AF 12/min, FiO$_2$ 1,0)

Die zwischenzeitlich leergelaufenen Infusionsbeutel werden jeweils durch 500 ml Ringerlösung ersetzt.

Kreislaufkontrolle:
Puls ca. 130/min, RR ca. 70 mmHg systolisch!
Pulsoxymetrie: bei Zentralisation nicht möglich!

| *Frage E:* | *Weiteres Vorgehen ?* |

Lernbeispiele, keine Lehrbeispiele. Die Fallbeispiele beschreiben typische Problemsituationen in der täglichen notärztlichen Praxis. Sie sind nicht als Anleitung zur Behandlung bestimmt.

6. Weiteres Vorgehen:

6.1 Ergänzende Untersuchung

Zur Befreiung des Patienten werden mit einem speziellen Gurtmesser aus dem RTH Gurte und Overall zerschnitten.

Eine nähere Untersuchung ist jetzt möglich:
- Halsvenen nicht sichtbar
- querverlaufende Prellmarke präcordial
- Thorax erscheint stabil, kein Hautemphysem tastbar,
- Lunge seitengleich belüftet, vereinzelt großblasige RG
- keine abdominellen Prellmarken
- bei nachlassender Narkosetiefe Druckschmerz im linken Oberbauch, das Becken erscheint stabil

Im EKG-Monitor zeigt sich nach Aufkleben der Elektroden eine Tachykardie von 130/min, der Blutdruck beträgt etwa 70 mmHg systolisch.

6.2 Weitere Therapie

Da zwei Notärzte und mehrere Rettungsassistent vor Ort sind, kann die Behandlung gleichzeitig durchgeführt werden:
- Legen von zwei Venenverweilkanülen (1,7 mm) in beide Ellenbeugen und Abnahme von Kreuzblut
- Schnellinfusion von 2000 ml Ringer-Lösung und weiteren 500 ml HAES® 6 %
- Wegen "Gegenatmung" fraktionierte Nachinjektion von 0,2 mg FENTANYL®

Kreislaufverhältnisse nach diesen Maßnahmen:
RR 95/60 mmHg, PF 110/min, im Monitor-EKG jetzt vereinzelte VES.

Frage F:	Weiteres Vorgehen ?

1.	Welche Maßnahmen sind vor dem Abtransport erforderlich ?

2.	Zeitpunkt des Abtransportes ?

3.	Welche Überwachung ist auf dem Transport erforderlich ?

4.	Transportmittel: RTW ?, NAW ?, RTH ?

5.	Welche Anforderungen sind an die Ausstattung des weiterbehandelnden Krankenhauses zu stellen ?

---

7. Transportvorbereitung:

7.1.   Die Rettungsleitstelle wird beauftragt, für einen beatmeten Patienten mit dem Verletzungsmuster: "Polytrauma mit Unterkieferfraktur, Thoraxtrauma, Verdacht auf Herzkontusion, auf stumpfes Bauchtrauma, z.Teil offene Frakturen mehrerer Röhrenknochen" ein aufnahmebereites Schwerpunktkrankenhaus in möglichst geringer Entfernung zu suchen.

7.2   Pilot und Rettungsassistent bringen die RTH-Trage mit Vakuummatratze zum Patienten.

7.3.   Die Rettungsleitstelle teilt über Funk mit, daß die Bettensituation angespannt sei, die beiden nächstgelegenen Schwerpunktkrankenhäuser (Maximalversorgung) können wegen derzeitiger Tätigkeit der OP-Teams nicht einmal eine operative Notfallversorgung durchführen !

7.4.   Eine erneute Kreislaufkontrolle ergibt: RR 95/50 mmHG, Herzfrequenz 115/min, weiterhin VES, Halsvenen nicht gestaut, kein Anstieg des Beatmungsdruckes !

7.5.   Daraufhin weitere 1000 ml Ringer-Lösung "im Schuß", vor der Umlagerung erhält der Patient nochmals 0,15 mg FENTANYL® i.v. . Vorsichtige Befreiung und Lagerung des Patienten, Reposition der unteren Extremitäten durch vorsichtigen Längszug, sowie Lagerung und Ruhigstellung auf der Vakuummatratze.
Bei der Umlagerung auf die Vakuummatratze lösen sich auf nasser Haut die Fixierungspflaster von zwei Braunülen (1,7 mm), welche daraufhin nicht mehr intravasal liegen.

Kreislaufkontrolle:
        RR systolisch 80 mmHg, Frequenz 120/min !

Zielkrankenhaus noch nicht sicher, aber Transportzeit nicht unter 12 Minuten !

Frage G:	*Weiteres Vorgehen ?*

8. Weitere Therapie und Verlauf:

8.1. Da periphere Venen (incl. Jugularis externa) nicht mehr zu punktieren sind: Punktion der V. subclavia rechts mit einer großlumigen Verweilkanüle.

8.2. Infusion von weiteren 500ml HAES 6%

8.3. Kreislaufkontrolle: RR 90/60 mmHG, Frequenz 110/min mit VES.

8.4. Steriler Verband des rechten Oberschenkels, Ruhigstellung auf Vakuummatratze.
In der Zwischenzeit hat die Leitstelle mitgeteilt, daß ein Schwerpunktkrankenhaus aufnahmebereit ist (13 Flugminuten entfernt) !

Kreislaufverhältnisse bei Transportbeginn: RR 95/60 mmHg, PF 110/min, im Monitor-EKG weiterhin VES !
Die Pupillen sind unter FENTANYL® bds. eng, die Sauerstoffsättigung liegt bei 97%, unterwegs werden Beatmung (bei Beatmungsspitzendrucken von 22 cm H_2O) und Kreislaufüberwachung unverändert durchgeführt.

8.5. Es werden weitere 200 ml Humanalbumin 3,5 und 1000 ml Ringer-Lösung infundiert.

8.6. Nach einer Flugzeit von 5 Minuten, während der Infusion der dritten Flasche Humanalbumin, wird der Patient plötzlich pulslos und der EKG-Monitor zeigt Kammerflimmern !

Frage H: *Ursache des Kammerflimmerns ?*

Frage I: *Therapievorschläge ?*

Lernbeispiele, keine Lehrbeispiele. Die Fallbeispiele beschreiben typische Problemsituationen in der täglichen notärztlichen Praxis. Sie sind nicht als Anleitung zur Behandlung bestimmt.

9. Weitere Therapie

9.1. sofortige Herzdruckmassage

9.2. Zwischenlandung zur Reanimation und Defibrillation

9.3. Defibrillation mit 320 J, danach wieder Sinustachykardie mit VES

9.4. Injektion von zweimal 50 mg XYLOCAIN® i.v.

9.5 Fortführung des RTH-Transports ohne weitere Komplikationen bis zur Übergabe im Zielkrankenhaus an das bereitstehende Trauma-Team (Anästhesie, Chirurgie, Neurochirurgie, Radiologie)

9.7. Nach mündlicher Übergabe Ausfüllen eines leserlichen Einsatzprotokolles.

10. Epikrise

Kreislauf bei Übergabe trotz massiver Volumenzufuhr weiter instabil:
RR systolisch 70 mm Hg, Puls 140/min !

Zunächst ergibt sich klinisch und sonographisch allerdings kein Anhalt für intraabdominelle oder intrathorakale Blutungen.

Nach Abschluß der CT-Untersuchungen von Schädel (freie Luft, sonst kein pathologischer Befund) und Thorax (Mediastinalhämatom, sonst o. B.), kommt es zum Kreislaufzusammenbruch, der durch massive Volumengabe beherrscht werden kann.

Kontrollsonographie des Abdomens: viel freie Flüssigkeit !

Erst nach der anschließenden Laparotomie (Milzexstirpation, Lebernaht) kommt es erneut zu Herzrhythmusstörungen mit Kreislaufstillstand, der nicht behoben werden kann.

Todesursache:
    Protrahierter hämorrhagischer Schock; Herzkontusion !

Frage J:	Abschlußdiskussion

Lernbeispiele, keine Lehrbeispiele. Die Fallbeispiele beschreiben typische Problemsituationen in der täglichen notärztlichen Praxis. Sie sind nicht als Anleitung zur Behandlung bestimmt.

Lernbeispiele, keine Lehrbeispiele. Die Fallbeispiele beschreiben typische Problemsituationen
in der täglichen notärztlichen Praxis. Sie sind nicht als Anleitung zur Behandlung bestimmt.

AGNN - Fallbeispiel Nr. 28

1. Alarmierung:

"Notfall Erkrankung, Person nicht ansprechbar, RTW... mit ausgerückt"
Einsatzzeit: 1.30 Uhr.

2. Anfahrtzeit:

3 Minuten

3. Lage:

RTW und NAW treffen gleichzeitig am Einsatzort ein und werden von einem jungen Mann über einen Hinterhof in die Wohnküche einer Einliegerwohnung eines Mehrfamilienhauses geführt.

Unterwegs berichtet der Mann, sie hätten sich mit Freunden "was gespritzt" und einer hätte dann aufgehört zu atmen. Daraufhin hätten sie die "112" angerufen.

Auf dem Fußboden liegt in Seitenlage ein ca. 30-jähriger Mann.

4. Befund:

Nicht ansprechbarer, zyanotischer Patient, keine Reaktion auf Schmerzreize, keine Atembewegungen, bradykarder Carotispuls tastbar, Pupillen stecknadelkopfgroß. SpO_2 70%

Frage A:	*Welche zusätzlichen Angaben zur Anamnese bzw. klinischen Befunde werden noch benötigt ?*

Frage B:	*Verdachtsdiagnose?*

Frage C:	*Therapievorschläge?*

Vorläufige Diagnose:

Atemstillstand durch Opiatüberdosierung.

5. Therapie:

5.1   Lagerung auf dem Rücken.

5.2.   Orale Intubation (Magill Ch 36) ohne weitere Medikamente.

5.3.   Manuelle Beatmung.

5.4.   Auskultation, Beißschutz, Tubusfixierung.

5.5.   Punktion der v. jugularis externa rechts mit Verweilkanüle (18G) und Infusion von 500 ml Ringer-Lösung.

5.6.   Aufkleben der EKG-Elektroden, EKG-Ableitung: SR 62/min

Durch diese Maßnahmen Rückgang der Zyanose, Anstieg der Herzfrequenz auf 50/min., gut tastbarer Radialispuls, weiterhin keine Spontanatmung! SpO_2 93%

Frage D: *Weitere Therapie?*

6. Weitere Therapie:

1. Fortführung der Beatmung.

2. Fraktionierte Gabe von NARCANTI® in die laufende Infusion (1 Amp. zu 0,4 mg auf 10 ml NaCl 0,9% verdünnt).

Nach Injektion von 5 ml dieser Lösung Wiedereinsetzen der Spontanatmung, der Patient extubiert sich nach kurzer Zeit selbst.

Er fragt, ob er sich zu viel gespritzt hätte, aufgehört hätte zu atmen und ob er etwa NARCANTI® bekommen hätte.

Nachdem diese Fragen wahrheitsgemäß mit "ja" beantwortet wurden, bestätigt der Patient, sich Heroin gespritzt zu haben.

Da er sich jetzt wieder "fit" fühle, sehe er auch keinen Grund zur Krankenhausbehandlung, er verweigere daher die Mitfahrt, schließlich seien seine Freunde ja bei ihm!

Frage E:	Weiteres Vorgehen?

Lernbeispiele, keine Lehrbeispiele. Die Fallbeispiele beschreiben typische Problemsituationen in der täglichen notärztlichen Praxis. Sie sind nicht als Anleitung zur Behandlung bestimmt.

7. Weiterer Verlauf:

Der Patient gibt seine Personalien an und unterschreibt das mitgeführte Formular "Transportverweigerung gegen eindringlichen ärztlichen Rat"! Die Freunde des Patienten werden aufgefordert, weiterhin auf ihn zu achten. Die Kanüle aus der v. jugularis externa wird entfernt.

RTW und NAW rücken wieder ein.

8. Epikrise:

Die angegebenen Personalien erweisen sich als falsch!

Ausführliche Dokumentation (Notarzteinsatzprotokoll).

Frage F: *Abschlußdiskussion*

AGNN - Fallbeispiel Nr. 29

1. Alarmierung

Über Fernschreiber kommt die Notfallmeldung "*17.01 Uhr, Straßenunfall, Kleinkind*".
RTW B 16 ebenfalls alarmiert.

2. Anfahrtzeit

7 Minuten

3. Lage :

Es ist ein kühler, bewölkter Tag Anfang März mit Außentemperaturen um 0° Celsius.
Wegen des durchgehenden Frostes an den vorangegangenen Tagen sind die
Gewässer noch zum größten Teil eisbedeckt.

Der Notarzt findet einen ca. 2 Jahre alten Jungen vor, welcher von der kurz zuvor
eingetroffenen RTW-Besatzung mittels Herzdruckmassage und Maskenbeatmung im
RTW reanimiert wird.

Frage A: *Weiteres Vorgehen ?*

---

4. Notfallanamnese und Befund:

Die Pupillen sind beidseits maximal weit und entrundet. Das Kind hat erbrochen.

Es ist deutlich unterkühlt. Die rektale Temperatur liegt ausserhalb des Meßbereiches des elektronischen Thermometers (Messung nur bis 32°C möglich).

Die Unterwasserzeit wird von der herbeigeeilten Mutter mit 20 - 30 Minuten angegeben.

Die Polizeibeamten, welche zuerst vor Ort waren, berichten, sie hätten das Kind bis zum Eintreffen des RTW Mund-zu-Mund beatmet und eine Herzdruckmassage durchgeführt.

Die Mutter gibt das Gewicht des Jungen mit ca. 14 kg an.

Frage B:	*Welche zusätzlichen Angaben zur Anamnese bzw. klinischen Befunde werden benötigt ?*

Frage C:	*Vorläufige Diagnosen ?*

Frage D:	*Therapievorschläge?*

Vorläufige Diagnosen :

1. Herz-Kreislauf-Atemstillstand

2 Verdacht auf Aspiration

3. Ertrinkungsunfall

4. Schwere Hypothermie

5. Therapie:

5.1 Sofortige orotracheale Intubation (Tubus 4,0 mm ID) und endobronchiale Instillation von 0,25 mg SUPRARENIN®.

5.2 Handbeatmung mit 100% Sauerstoff, dabei milde Hyperventilation angestrebt.

5.3 Die Herzdruckmassage wird offenbar suffizient durchgeführt. Pulse sind an den Carotiden und in der Leiste tastbar.

5.4 Das EKG zeigt einen bradykarden Sinusrhythmus mit verbreiterten Kammerkomplexen -HF ~30/min-. Die Eigenaktionen bewirken keine meßbare Auswurfleistung.

5.5 Venenpunktion am rechten Handrücken mit Viggo 0,8 mm (blau). Anschluß einer Infusion mit Ringer Lactat, langsame Tropfenfolge. Im Verlauf werden ca. 50 ml infundiert.

5.6 Gabe von 10 mMol Natriumbikarbonat.

5.7 Fraktionierte Gabe von insgesamt 1,0 mg SUPRARENIN® i.v..

5.8 Nach der letzten Suprareningabe beginnt das Herz grobschlägig zu flimmern.

5.9 Eine Defibrillation mit 20 Joule stellt sofort den vorherigen Sinusrhythmus wieder her.

Frage E: *Weiteres Vorgehen ?*

---

6. Verlauf:

Ein eigener Kreislauf läßt sich im weiteren Verlauf nicht aufbauen. Die Herzfrequenz kann nicht angehoben werden.

Die Pupillen bleiben weit und entrundet. Der Muskeltonus ist schlaff. Reflexe sind nicht auslösbar.

Frage F:	Weiteres Vorgehen ?

1.	Therapieabbruch ?

2.	Welche Maßnahmen sind vor dem Abtransport erforderlich ?

3.	Zeitpunkt des Abtransportes ?

4.	Welche Überwachung ist auf dem Transport erforderlich ?

5.	Transportmittel: RTW ?, NAW ?, RTH ?

6.	Welche Anforderungen sind an die Ausstattung des weiterbehandelnden Krankenhauses zu stellen ?

Zur Auswahl stehen drei große Kliniken:

1.   1.100-Betten-Krankenhaus mit Dialysestation und zwei Intensivstationen.
                                                                    Fahrzeit ca. 7 min.

2.   650-Betten-Krankenhaus mit Dialysestation, Neugeborenen- und
     Kinderintensivstation.   Fahrzeit ca. 6 min

3.   1867-Betten - Krankenhaus mit Kinderintensivstation, Dialysestation und
     Herzchirurgie.   Fahrzeit 12 -15 min

Es herrscht reger Feierabendverkehr in einer Großstadt.

8. Transport und Einlieferung:

Nach Durchführung aller vor Ort notwendigen Maßnahmen entschließt sich der Notarzt, das Kind unter Fortführung der Wiederbelebung zur Wiedererwärmung mittels extrakorporaler Zirkulation in die ca.15 min Fahrzeit entfernte Universitätsklinik zu transportieren.
Es erfolgt daher um 17:21 Uhr über Funk die Anmeldung des Kindes in der chirurgischen Aufnahme mit der Maßgabe, die Herz-Lungen-Maschine zur Wiedererwärmung eines Kleinkindes vorzubereiten.

Das Kind wird im RTW belassen.

Während des Transportes kommt es erneut zum Kammerflimmern, welches wiederum durch eine Defibrillation mit 20 Joule beseitigt werden kann. Die Pupillen bleiben während der ganzen Zeit maximal weit, lichtstarr und entrundet.

Bei Ankunft im Zielkrankenhaus wird die Aufnahme des Kindes zunächst unter dem Hinweis auf eine fehlende chirurgische Erkrankung abgelehnt und der Notarzt an die pädiatrische Intensivstation verwiesen.

Nach kurzer, energischer Darstellung des Sachverhaltes wird das Kind über die chirurgische Aufnahme direkt in den Herz-OP gebracht.
Dort mündliche Übergabe an die weiterbehandelnden Ärzte.

Hinterlassen eines leserlichen Notarzteinsatzberichtes.

9. Epikrise

Das Kind wurde nach vier Wochen ohne neurologische Defizite nach Hause entlassen.

Das gesamte Rettungsteam wurde ein Jahr nach dem Unfall zur "Geburtstagsfeier" eingeladen.

Frage F:	Abschlußdiskussion

Lernbeispiele, keine Lehrbeispiele. Die Fallbeispiele beschreiben typische Problemsituationen in der täglichen notärztlichen Praxis. Sie sind nicht als Anleitung zur Behandlung bestimmt.

AGNN - Fallbeispiel Nr. 30

1. Alarmierung:

Über Fernschreiber: *"Notfall Erkrankung, Verdacht HI, Uhrzeit 16.53, Einsatzort....."*.
RTW B 22 ebenfalls ausgerückt.

2. Anfahrtzeit :

8 Minuten

3. Lage:

Der Einsatzort befindet sich in einer Rechtsanwaltskanzlei an einer befahrenen Hauptstrasse im ersten Stock eines älteren Hauses. Es ist Hochsommer mit Temperaturen von ca. 28°C im Schatten.

Das NEF-Team wird von einem ca. 50 Jahre alten Herrn in Empfang genommen, welcher sich als der Sozius des Patienten vorstellt.
Zur Anamnese könne er nichts sagen, da er unter erheblichem Termindruck stünde und jetzt arbeiten müsse.

Der RTW ist ca. 4 Minuten vor dem Notarzt eingetroffen. Die Besatzung hat den Patienten bereits auf einer Couch gelagert. Der Patient erhält 4 l O_2 über Nasensonde.

Blutdruckmessung und Pulsoxymetrie konnten durch die RTW-Besatzung noch nicht durchgeführt werden, da der Patient heftig und anhaltend erbricht.

Bei dem Patienten handelt es sich um einen auf ca. 55 Jahre zu schätzenden, adipösen Rechtsanwalt.

Der Patient ist schweißüberströmt.

Frage A: *Weiteres Vorgehen ?*

---

4. Notfallanamnese und Befund:

4.1 Anamnese

Während der Notarzt mit der Anameseerhebung beginnt, punktiert er eine Vene am linken Unterarm (Venenverweilkanüle 1,4 mm Durchmesser).

Der Patient berichtet, daß er an einem großen Fall arbeite, welcher in den nächsten Tagen zur Verhandlung kommen soll. Er stünde unter erheblichem Arbeitsdruck. Während der Arbeit habe er plötzlich Schmerzen hinter dem Brustbein verspürt.
Dieser Schmerz sei abgelöst worden von einem unangenehmen Druck retrosternal, welcher immer noch bestünde, aber auszuhalten sei.
Er habe zu hohe Cholesterinwerte, aber noch nie Probleme mit dem Herzen gehabt.

Es bestünde ein Hypertonus. Er sei nie ernsthaft krank gewesen.
Keine regelmäßige Tabletteneinnahme.

4.2 Befund

65-jähriger, adipöser Patient, kaltschweißig, RR nicht meßbar.

Mäßige retrosternale Schmerzen von ziehendem Charakter.

Geringe Tachypnoe bei leichter subjektiver Luftnot. Pulmo auskultatorisch unauffällig.

Abdomen weich, kein Druckschmerz.

Im EKG findet sich ein Sinusrhythmus mit einer Frequenz von 112/ min, regelmäßig. Die Pulsoxymetrie ergibt kein Signal.

Der Patient ist ansprechbar und allseits voll orientiert. Die retrosternalen Schmerzen strahlen nicht aus.

BZ-Stix ca.120 mg%.

Frage B: *Welche zusätzlichen Angaben zur Anamnese bzw. klinischen Befunde werden noch benötigt ?*

Frage C: *Vorläufige Diagnosen ?*

Frage D: *Therapievorschläge ?*

Vorläufige Diagnose:

1.   Verdacht auf Herzinfarkt.

2.   Kardiogener Schock

5. Therapie und Verlauf:

5.1   Der Notarzt verabreicht 2 Hübe NITROLINGUAL®-SPRAY.

Danach erbricht der Patient die Reste seines Mittagessens. Die retrosternalen Beschwerden lassen nicht nach.

5.2   Gabe von 0,1 mg FENTANYL®.

5.3   Zusatz von 200 mg Dopamin zur laufenden Ringerlactat-Lösung. Zügige Infusion derselben.

Der Patient ist weiterhin ansprechbar. Die Schmerzen lassen nicht nach. Der Blutdruck bleibt weiterhin nicht meßbar.

Frage E: *Weiteres Vorgehen ?*

6. Weiterer Verlauf:

Da sich der Zustand des Patienten unter den eingeleiteten Therapiemaßnahmen nicht bessert, erfolgt eine telefonische Voranmeldung über die Einsatzzentrale im nur 500m entfernten Krankenhaus mit kardiologischer Abteilung und Intensivstation.

Vorbereiten des Abtransportes auf der Fernotrage.

Nach Umlagerung auf die Trage tastet der Arzt am rechten Arm nach dem Puls. Hier ist ein kräftiger Pulsschlag zu tasten.
Die Blutdruckmessung ergibt einen RR von 160/80 mmHg.
Daraufhin Abstellen der Dopamininfusion. Anhängen einer neuen Ringerlaktat-Lösung.

Erneute Befragung des Patienten über den Schmerzcharakter. Der Patient gibt an, für einen kurzen Moment auch Schmerzen im Rücken gehabt zu haben. Jetzt sei der Schmerz mehr drückender Natur hinter dem Sternum.

Frage F: *Differentialdiagnosen ?*

Erweiterung der Diagnose:

1.   V.a. Myokardinfarkt

2.   DD : thorakales Aortenaneurysma

Frage G: Weiteres Vorgehen ?

1.	*Welche Maßnahmen sind vor dem Abtransport erforderlich ?*

2.	*Zeitpunkt des Abtransportes ?*

3.	*Welche Überwachung ist auf dem Transport erforderlich ?*

4.	*Transportmittel: NAW ?, RTH ?*

5.	*Welche Anforderungen sind an die Ausstattung des weiterbehandelnden Krankenhauses zu stellen ?*

Lernbeispiele, keine Lehrbeispiele. Die Fallbeispiele beschreiben typische Problemsituationen in der täglichen notärztlichen Praxis. Sie sind nicht als Anleitung zur Behandlung bestimmt.

7. Transport und Einlieferung:

Der Notarzt entschließt sich den geplanten Transport in das vorab informierte, nahe gelegene Krankenhaus durchzuführen.

Schonender Transport ins Krankenhaus.

Beim Ausladen im Zielkrankenhaus verdreht der Patient die Augen und erleidet einen Kreislauf- und Atemstillstand.

Unter Herzdruckmassage Transport in den 20m entfernten Schockraum des Krankenhauses. Dort sofortige, problemlose Intubation.

Nach 45 Min Abbruch der Reanimationsmaßnahmen.

Sonographisch und durch Punktion gesicherte Herzbeuteltamponade, Hämatothorax links.

Hinterlassen eines leserlichen Einsatzprotokolles.

8. Sektionsdiagnose:

Rupturiertes Aneurysma dissecans der Aorta ascendens

Frage H : Abschlußdiskussion

AGNN - Fallbeispiel Nr. 31

1. Alarmierung:

Über Fernschreiber: "Notfall Hausunfall: Vom RTW: NAW anrücken, Person nicht ansprechbar, Uhrzeit 05:43", (Alarmierungszeit für den RTW 05:30)

2. Anfahrtzeit:

12 Minuten

3. Lage

Der Einsatzort befindet sich in der Innenstadt. Es handelt sich um ein Altbau-mehrfamilienhaus.

Es ist eine kalte Februarnacht mit Temperaturen bei ca. -5°C.

Im Treppenhaus liegt ein ca. 50 Jahre alter Mann in einer großen Blutlache. Er ist nicht ansprechbar.

Auf Befragen berichtet die RTW-Besatzung, der Patient solle gegen 4.00 Uhr die Treppe hinuntergestürzt sein. Sie hätten den Alarm um 5.30 Uhr erhalten und den Patienten bewußtlos hier vorgefunden.
Da die Atemwege teilweise verlegt gewesen seien, hätten sie einen Güdeltubus eingeführt. Dabei habe sich Erbrochenes im Mund-Rachenraum befunden. Daraufhin hätten sie den Rachen abgesaugt und gereinigt.

Frage A: *Weiteres Vorgehen ?*

---

4. Befund:

4.1 Bei der Untersuchung fällt eine offene Schädelfraktur fronto-parietal links und occipital auf.

4.2 Insuffiziente Spontanatmung. Foetor alcoholicus ex ore.

4.3 Der Patient ist stark unterkühlt.

4.4 RR an den Armen nicht meßbar. Jedoch zentrale Pulse tastbar.

4.5 Auf Schmerzreize beginnt der Patient zu strecken. Glasgow-Coma-Scale 4. Die Pupillen sind beidseits eng.

Frage B: *Welche zusätzlichen Angaben zur Anamnese bzw. klinischen Befunde werden noch benötigt ?*

Frage C: *Vorläufige Diagnosen ?*

Frage D: *Therapievorschläge ?*

Vorläufige Diagnosen :

1. Offenes Schädel-Hirn-Trauma
2. Volumenmangelschock
3. Unterkühlung
4. V.a. Aspiration

5. Therapie und Verlauf:

5.1   Die Punktion einer peripheren Vene mißlingt. Daraufhin Anlage eines Sheldon-Katheters in die Vena femoralis rechts.

5.2   Infusion von 500 ml Ringerlactat und 500 ml HAES® "im Schuß" (Infusionslösung vorgawärmt)

5.3   Gabe von 0,2 mg FENTANYL® und 5 mg DORMICUM® i.v.

5.4   Orotracheale Intubation (Tubus 8,5 mm ID), Absaugen von Mageninhalt aus Rachen und Tubus. Beatmung mit FiO_2 1,0; AMV 12 l; AF 10 / min;

5.5   Anlegen des Monitor-EKG: Sinusrhythmus mit einer Frequenz von 50/min., der RR ist jetzt bei 90 mmHg systolisch tastbar.

5.6   Der BZ wird mit 200 mg% bestimmt.

5.7   Wegen geringer Gegenatmung erhält der Patient 3mg NORCURON®.

5.8   Weitere Volumensubstitution mit je 500 ml Ringerlaktat-Lösung und HAES®.

5.9   Die Kopfwunden werden steril abgedeckt. Der Patient erhält eine Magensonde.

Frage E: *Weiteres Vorgehen ?*

1. *Welche Maßnahmen sind vor dem Abtransport erforderlich ?*

2. *Zeitpunkt des Abtransportes ?*

3. *Welche Überwachung ist auf dem Transport erforderlich ?*

4. *Transportmittel: RTW ?, NAW ?, RTH ?*

5. *Welche Anforderungen sind an die Ausstattung des weiterbehandelnden Krankenhauses zu stellen ?*

6. Transport und Einlieferung:

Unter fortlaufender Kontrolle von Blutdruck, EKG und Beatmung wird der Patient nach Voranmeldung über die Leitstelle mit dem NAW in ein nahegelegenes Krankenhaus der Maximalversorgung transportiert.

Übergabe an die weiterbehandelnden Kollegen und Anfertigung eines leserlichen Einsatzprotokolles.

7. Klinischer Verlauf:

Im umgehend durchgeführten CCT zeigen sich multiple Kontusionsherde.
Der Patient verstirbt nach wenigen Tagen mit Zeichen eines malignen Hirndruckes und Einklemmungssymptomatik.

Frage F: Abschlußdiskussion

AGNN - Fallbeispiel Nr. 32

1. Alarmierung

Über Fernschreiber: *RTH 13.46 Uhr, Verkehrsunfall außerhalb der Stadt. Vier polytraumatisierte Kleinkinder, eine schwerverletzte Schwangere. Mitalarmiert: NEF Winsen, RTH Uelzen*

2. Anflugzeit:

5 Minuten
Landung direkt neben der Unfallstelle auf einem Acker.

3. Lage und Sichtung:

An einer Kreuzung zweier Kreisstrassen sind zwei PKW fast frontal zusammengestoßen. Beide liegen im Graben und sind leer.

PKW 1 hat sich offensichtlich überschlagen. PKW 2 hat zwei Kindersitze für Kinder bis 30 kg auf dem Rücksitz. Die Front- und Seitenscheiben sind zerstört. Beide Autos sind schwer beschädigt.

Es sind zwei DRK-Fahrzeuge vor Ort (1 KTW, 1 RTW). Diese Fahrzeuge sind mit je zwei Rettungsassistenten besetzt. An Bord des Hubschraubers befinden sich ein Luftrettungsmeister, ein **einzuweisender künftiger Notarzt** und der **verantwortliche Notarzt (NA).**

Ein älterer Rettungsassistent weist den NA in die Lage ein.

Ein nicht ansprechbares Mädchen **(Patient A)** liegt auf dem Rücken am Straßenrand. Die Schwangere **(Patient B)** befindet sich im RTW, ist ansprechbar, jedoch in sehr schlechtem Zustand.
Zwei weitere Kinder **(Patient C + D)** sitzen auf der Motorhaube eines Funkstreifenwagens und werden von einem Polizisten beaufsichtigt. Sie schreien panisch.
Der Fahrer des PKW 1 **(Patient E)** sitzt offensichtlich unverletzt in einem Polizeifahrzeug.
Ein weiteres verletztes Kind **(Patient F)** ist zur Zeit nicht auffindbar.

Frage A: *Weiteres Vorgehen ?*

Lernbeispiele, keine Lehrbeispiele. Die Fallbeispiele beschreiben typische Problemsituationen in der täglichen notärztlichen Praxis. Sie sind nicht als Anleitung zur Behandlung bestimmt.

Der Notarzt schickt seinen **jungen Kollegen** zu der Schwangeren (**Patient B**).

Den Luftrettungsmeister beauftragt er mit der Versorgung des bewußtlosen Mädchens (**Patient A**) .

Er selbst untersucht kurz die beiden schreienden Kinder (**Patient C+D**) und fahndet nach weiteren Unfallbeteiligten.

4. Notfallanamnese und Befund:

| **Patient A** | Ca. 7-jähriges Mädchen. |

A4.1 Bewußtlos, schnarchende Atmung durch Zurückfallen der Zunge.

A4.2 Blutung aus Mund, Nase und rechtem Ohr.

A4.3 Die rechte Pupille ist weit, linke Pupille mittelweit, LR positiv, Bulbuspendeln.

A4.4 Thorax stabil, seitengleich belüftet.

A4.5 Abdomen weich.

A4.6 Becken stabil, am rechten Unterschenkel findet sich eine offene Fraktur .

A4.7 Radialispuls ist kräftig tastbar

| **Patient B** | Ca. 30-jährige Frau in der 34. SSW, Fahrerin des PKW 2, war angeschnallt. |

B4.1 Ansprechbar. RR 70/ ?? mmHG.

B4.2 EKG: SR, HF 120/min. SpO2 90%

B4.3 Massive Luftnot, atemabhängige Schmerzen im Thoraxbereich.

B4.4 Uterus bretthart, extrem druckdolent. Abwehrspannung über dem gesamten Abdomen.

B4.5 Krepitatio Clavicula links.

Patient C + D	Die Zwilligsschwestern (ca. 5 Jahre alt) waren in den beschriebenen Kindersitzen gesichert

Bis auf einen gehörigen Schreck und einige kleine Glassplitterverletzungen im Gesicht sind keine ernsthaften Verletzungen zu erkennen.

Eine eingehende Untersuchung gestaltet sich wegen des Gebrülles und heftiger Gegenwehr seitens der Kinder schwierig.

Patient E	Der PKW-Fahrer des PKW 1 lehnt barsch eine Untersuchung ab und will bei seiner Zeugenaussage im Polizeibus nicht gestört werden. Er habe keinerlei Schmerzen und sei angeschnallt gewesen.

Patient F	Das in der Notfallmeldung erwähnte vierte Kind läßt sich nicht finden.

Auf eindringliches Nachfragen gibt der Rettungsassistent an, damit das intrauterine Kind gemeint zu haben.

Frage B:	Welche zusätzlichen Angaben zur Anamnese / zum Unfall-mechanismus bzw. klinischen Befunde werden noch benötigt ?

Frage C:	Vorläufige Diagnosen ?

Vorläufige Diagnosen:

Patient A

1. SHT mit Schädelbasisfraktur

2. Offene Unterschenkelfraktur

Patient B

1. Polytrauma mit stumpfem Bauchtrauma

2. V.a. Plazentaabscherung mit retroplanzentarer Blutung und intrauterinem Fruchttod

3. Volumenmangelschock

4. Zwerchfellverletzung   DD: Fruchtwasserembolie

5. Thoraxtrauma mit Clavikulafraktur links

Patient C + D

1. Geringfügige Schnittverletzungen im Gesicht

2. Kein Anhalt für schwere Verletzungen.

Patient E

Kein Anhalt für schwere Verletzungen

Frage D: *Therapievorschläge ?*

Lernbeispiele, keine Lehrbeispiele. Die Fallbeispiele beschreiben typische Problemsituationen in der täglichen notärztlichen Praxis. Sie sind nicht als Anleitung zur Behandlung bestimmt.

6. Therapie und Verlauf:

Auf Nachfrage erfährt der NA, daß die ebenfalls alarmierten Kräfte frühestens in ca. 10 Minuten eintreffen werden.

Der Notarzt bestellt die nachrückenden Kräfte ab.

Patient A

A6.1 Das Kind ist bereits durch den Luftrettungsmeister intubiert.

A6.2 Ein großlumiger periphervesöser Zugang ist gelegt

A6.3 Es läuft eine Ringer-Laktat-Infusion.

A6.4 Die Narkose wurde mit 0,1 mg FENTANYL® und 12 mg HYPNOMIDATE® eingeleitet.

A6.5 Nach erfolgreicher Intubation Gabe von 4 mg NORCURON ® und 5 mg DORMICUM®.

A6.6 Kreislauf: RR 120/70 mmHG, EKG: SR, HF 100/min, SpO$_2$ 98%

A6.7 Der Notarzt weist den Luftrettungsmeister an, die Fraktur steril abzudecken und unter Zug mittels Vakuumschiene zu schienen. Die Vakuummatratze soll vorbereitet werden.

Dann begibt sich der NA zum RTW mit der schwangeren Frau (**Patient B**).

Patient B

B6.1 Die Patientin ist von dem **jungen Kollegen** bereits intubiert.

B6.2 Narkoseeinleitung mit 0,2 mg FENTANYL® und 7,5 mg DORMICUM®.

B6.3 Die Patientin wird mit 100% O_2 beatmet, PEEP +5 cm H_2O.

B6.4 Über drei braune Viggos laufen 1000 ml Ringer-Lösung und 500 ml HAES® "im Schuß". Darunter stabilisiert sich der Kreislauf nicht.

B6.5 Entschluß zum sofortigen Transport in das 10 Minuten Fahrzeit entfernte Schwerpunktkrankenhaus mit traumatologischer Abteilung und Gynäkologie mit Begleitung durch den **jungen Kollegen**.

Die Rettungssanitäter weigern sich, die Frau in das angebene Krankenhaus zu fahren.

Sie schlagen stattdessen vor, in das ca. 12 Minuten entfernte Krankenhaus der Grundversorgung zu fahren, da hier auch eine neonatologische Intensivstation vorhanden ist.

Frage E: Weiteres Vorgehen ?

1. Welche Maßnahmen sind vor dem Abtransport erforderlich?

2. Zeitpunkt des Abtransportes ?

3. Welche Überwachung ist auf dem Transport erforderlich ?

4. Transportmittel: RTW ?, NAW ?, RTH ?

5. Welche Anforderungen sind an die Ausstattung des weiterbehandelnden Krankenhauses zu stellen ?

Lernbeispiele, keine Lehrbeispiele. Die Fallbeispiele beschreiben typische Problemsituationen in der täglichen notärztlichen Praxis. Sie sind nicht als Anleitung zur Behandlung bestimmt.

Daraufhin zieht der NA die vor Ort befindliche Polizei hinzu und droht mit rechtlichen Konsequenzen für den Fall des Nichtbefolgens seiner Anweisungen.

7. Transport und Einlieferung:

Nun sind die Rettungssanitäter bereit, den Transport der Schwangeren **(Patient B)** wie vom NA angewiesen durchzuführen.

| Patient A | Umlagern des Kindes mit vier Helfern auf eine Vakuummatratze. Verbringen des Kindes in den Hubschrauber. |

| Patient C + D | Währenddessen sieht der NA nach den Zwillingen und ordnet deren Transport ins 10 Minuten entfernte Schwerpunktkrankenhaus an, in welches auch ihre Mutter gebracht wird. |

| Patient E | Der Fahrer des PKW 1 lehnt jede Untersuchung und Behandlung ab. |

| Patient A | Flug mit dem Kind in das ca. 3 Flugminuten entfernte Krankenhaus der Maximalversorgung mit Neuro-, Unfall- und Kinderchirurgie. |

Nach problemlosem Flug Übergabe an die weiterbehandelnden Ärzte und Hinterlassen eines leserlichen Einsatzprotokolles.

| **Frage F:** | *Abschlußdiskussion* |

Lernbeispiele, keine Lehrbeispiele. Die Fallbeispiele beschreiben typische Problemsituationen in der täglichen notärztlichen Praxis. Sie sind nicht als Anleitung zur Behandlung bestimmt.

AGNN - Fallbeispiel Nr. 33

1. Alarmierung:

17.54 Uhr.
Person nicht ansprechbar. Nachforderung des RTH vom RTW 24 B.

2. Anflugzeit:

Ca. 3 Minuten.
17.57 Landung des RTH in einem Villengarten, ca. 150m entfernt vom Einsatzort. Der Notarzt und sein Luftrettungsmeister werden nach Überklettern eines mannshohen, schmiedeeisernen Tores von einem Funkstreifenwagen zum Einsatzort gebracht.

3. Lage

Die Besatzung des RTH wird von einem Mann am Eingang des geräumigen Hauses in Empfang genommen und in das Schlafzimmer geleitet. Der Herr stellt sich als der Ehemann der Patientin vor.

Ruhig und gelassen berichtet er, daß seine 56-jährige Frau ihm von einer großen Leere in ihrem Kopf erzählt habe. Sie habe sich vor ca. einer Stunde hingelegt.

Als er nach ihr gesehen habe, habe er sie nicht mehr ansprechbar vorgefunden und den Rettungsdienst angerufen.

Frage A:	Weiteres Vorgehen ?

4. Notfallanamnese und Befund:

4.1 Anamnese

Auf Betragen gibt der Ehemann an, seine Frau sei seit längerem depressiv. Vor einem Jahr hätte sie bereits einen erfolglosen Suicidversuch unternommen. Eine Tablettenintoxikation halte er für durchaus möglich. Es seien jedoch keine Tabletten im Haus. Er selbst nehme einen Betablocker. Diese Tabletten habe er jedoch im Büro.

4.2 Befund

Die Patientin ist tief bewußtlos. Sie liegt auf dem Rücken.

Keine Reaktion auf Ansprache oder stärkste Schmerzreize.

Die Patientin scheint erbrochen zu haben. Weißliche Bröckchen haften an der rechten Wange der Patientin.

Die Atmung ist deutlich insuffizient, schnarchend. Es besteht eine leichte Zyanose.

Die beidseits auffallend weiten Pupillen reagieren nur träge auf Licht.

Der Blutdruck ist nicht meßbar.

Das EKG zeigt einen Sinusrhythmus mit einer Frequenz von 70/min.

Frage B: *Welche zusätzlichen Angaben zur Anamnese bzw. klinischen Befunde werden noch benötigt ?*

Frage C: *Vorläufige Diagnosen ?*

Frage D: *Therapievorschläge ?*

Vorläufige Diagnose:

Tablettenintoxikation in suicidaler Absicht (Betablocker ?)

5. Therapie und Verlauf:

5.1   Legen einer großlumigen Venenverweilkanüle am rechten Unterarm und Bestimmen des aktuellen BZ.

5.2   Anschließen von 500 ml Ringerlaktat-Lösung. Infusion läuft "im Schuß".

5.3   Zusatz von 100 mg DOPAMIN® zur laufenden Ringerlaktat-Lösung.

5.4   Problemlose Intubation durch den Luftrettungsmeister ohne medikamentöse Unterstützung. Dabei keine Abwehrreaktionen der Patientin.

5.5   Beatmung mit 100% Sauerstoff und einem AMV von 10 l (Gewicht ca. 65 kg).

Der BZ wird mit 160 mg % bestimmt.
Die Pupillen sind jetzt weit, entrundet und zeigen keinerlei Reaktion auf Licht.
Das EKG zeigt weiter einen Sinusrhythmus mit einer Frequenz von ca. 55/min, der RR ist weiterhin nicht meßbar.

5.6   Fraktionierte Gabe von 2x 1 mg SUPRARENIN® i.v.

Blutdruck und Puls bleiben auch danach unverändert.

| *Frage E:*   *Weiteres Vorgehen ?* |

Lernbeispiele, keine Lehrbeispiele. Die Fallbeispiele beschreiben typische Problemsituationen in der täglichen notärztlichen Praxis. Sie sind nicht als Anleitung zur Behandlung bestimmt.

6. Weiterer Verlauf:

Die nochmalige Befragung des Ehemannes ergibt keine neuen Gesichtspunkte. Eine Augenoperation sei bei der Patientin nicht erfolgt.

Die Polizeibeamten und die RTW-Besatzung durchsuchen das Haus nach leeren Tablettenpackungen. Es werden keine Verpackungen gefunden.

Frage F: *Weiteres Vorgehen ?*

1.	*Welche Maßnahmen sind vor dem Abtransport erforderlich ?*

2.	*Zeitpunkt des Abtransportes ?*

3.	*Welche Überwachung ist auf dem Transport erforderlich ?*

4.	*Transportmittel: RTW ?, NAW ?, RTH ?*

5.	*Welche Anforderungen sind an die Ausstattung des weiterbehandelnden Krankenhauses zu stellen ?*

7. Transport und Einlieferung:

Anmeldung der Patientin in einem ca 10 km entfernten Krankenhaus mit internistischer Intensivstation und der Möglichkeit zur Hämodialyse unter der Verdachtsdiagnose: *"schwere Betarezeptorenblockerintoxikation"*.

Der Notarzt entscheidet sich für den Transport im RTW, da das schmiedeeiserne Tor ein nur schwer überwindbares Hindernis für die intubierte und beatmete Patientin darstellt.

Während des Transportes ist der Zustand der Patientin unverändert. Der Blutdruck bleibt nicht meßbar.

Im Krankenhaus Übergabe der Patientin an den diensthabenden Intensivmediziner und Hinterlassen eines leserlichen Einsatzprotokolles.

8. Epikrise:

In der Klinik kann der RR nur unter Höchstdosierungen von Katecholaminen gesteigert werden.

Das angefertigte CT ergibt keinen pathologischen Befund.

Magenspülung.

Nach Gabe von 10 mg Glucagon klart die Patientin innerhalb von Minuten auf. Sie gibt an, 40 - 50 Tabl. DOCITON® genommen zu haben.

Frage G:	Abschlußdiskussion

Lernbeispiele, keine Lehrbeispiele. Die Fallbeispiele beschreiben typische Problemsituationen in der täglichen notärztlichen Praxis. Sie sind nicht als Anleitung zur Behandlung bestimmt.

AGNN - Fallbeispiel Nr. 34

1. Alarmierung:

05.20 Uhr im Hochsommer auf der NEF-Wache: *"Verkehrsunfall B 206, Höhe Ortsumgehung X.-Dorf"*.

2. Anfahrtzeit:

Ca. 8 Minuten.

Auf der Anfahrt erhält der NA über Funk erste Informationen:
"Vermutlich drei verletzte Personen, davon eine eingeklemmt."

NEF 2, RTW 1 und 2 sowie ein Rüstzug der Berufsfeuerwehr sind ebenfalls alarmiert.

3. Lage:

Bei Ankunft des **NEF 1** (Besatzung: 1 Rettungsassistent, 1 Notarzt [NA 1],1 Arzt zur Einweisung) befinden sich bereits mehrere Polizeiwagen, die beiden RTW sowie der Rüstwagen der Feuerwehr am Unfallort.

Der Feuerwehreinsatzleiter führt den **NA 1** zu einem vorn stark zerstörten PKW, der quer zur Fahrbahn steht. In dem Wagen eingeklemmt sitzt der bewußtlose Fahrer (**Patient A**). Die Feuerwehr ist gerade damit beschäftigt, das Dach des Fahrzeugs mit Hydraulikscheren abzutrennen.

Währenddessen meldet der Einsatzleiter weiter, daß ein zweiter PKW nach dem Zusammenstoß in 50m Entfernung die flache Böschung hinabgefahren sei und sich dabei einmal überschlagen habe.
Die zwei Insassen, ein Mann (**Patient B**) und eine Frau (**Patient C**) haben sich selbst befreien können. Der Mann klage über Schmerzen beim Atmen und könne nicht laufen. Die Frau sei wohl gar nicht verletzt.

Mittlerweile hat die Feuerwehr das Dach des Wagens abgetrennt. **Patient A** ist aber weiterhin durch Pedale und Armaturenbrett im Fahrzeug eingeklemmt.

Frage A:	Weiteres Vorgehen ?

Lernbeispiele, keine Lehrbeispiele. Die Fallbeispiele beschreiben typische Problemsituationen in der täglichen notärztlichen Praxis. Sie sind nicht als Anleitung zur Behandlung bestimmt.

NA 1 beauftragt den auf **Einweisungsfahrt befindlichen Kollegen** zusammen mit den Rettungsassisten aus RTW 1 die Insassen des zweiten PKW zu untersuchen und ihm die Lage zu schildern.

Er selbst bleibt mit dem NEF-Rettungsassistenten sowie der Besatzung aus RTW 2 bei der eingeklemmten Person (**Patient A**). Der NEF-Rettungsassistent legt Material für eine Intubation bereit. Die RTW-Besatzung bereitet eine Infusion mit 500 ml HAES® vor und schließt einen EKG-Monitor an.

Patient A   A 1. Notfallanamnese und Befund:

Etwa 20-jähriger Mann auf dem Fahrersitz, nicht angeschnallt, blasses Hautkolorit, bewußtlos, keine sichtbaren Atembewegungen, kein tastbarer Puls an der Arteria carotis.

Das Monitor-EKG zeigt einen bradykarden Rhythmus von geschätzt 20-30 / min. Der Kurvenverlauf ist schenkelblockartig verbreitert.

Diverse Glassplitterverletzungen im Gesicht, Fehlstellung des rechten Oberarmes sowie beider Unterschenkel. Im Fußraum des Wagens eingeklemmt.

Auf weitergehende Untersuchung wird verzichtet.

Frage B: *Welche zusätzlichen Angaben zur Anamnese / zum Unfall-mechanismus bzw. klinischen Befunde werden zu **Patient A** noch benötigt ?*

Frage C: *Vorläufige Diagnosen **Patient A** ?*

Frage D: *Therapievorschläge **Patient A** ?*

Patient A

A2.1   NA 1 klettert in den Fond des Wagens und kann den Patienten von dort aus problemlos intubieren (Tubusgröße 8.0 mm ID).

A2.2   Nach Kontrolle der korrekten Lage und sicherer Fixierung des Tubus Anschluß an den Oxylog.
Beatmungsparameter: AF 12/min; AMV 9 l, FiO$_2$ 1,0.

A2.3   Venenpunktionsversuche am linken, offensichtlich unverletzten Arm bleiben erfolglos. Der Arm muß dafür aus dem Wagenfenster herausgehalten und somit über die Horizontale angehoben werden.

A2.4   NA 1 versucht, einen Zugang (F 8er-Schleuse) über die Vena subclavia links zu schaffen.

A2.5   Unterdessen gehen die Rettungsarbeiten der Feuerwehr mit schwerem Gerät weiter. Es soll noch etwa 30 Min dauern, bis der Patient aus dem Wagen befreit ist.

Der **einzuweisende Kollege** kehrt zum **NA 1** zurück und berichtet:

B1., C1. Notfallanamnese und Befund:

Patient B

Etwa 50-jähriger Mann, wach und ansprechbar, atemabhängige linksthorakale Schmerzen.
V.a. Rippenfraktur links, Unterschenkelfraktur links und Oberarmfraktur links.

Patient C

Etwa 50-jährige Frau, wach und ansprechbar, sehr aufgeregt, bis auf einige Hautabschürfungen kein Hinweis auf weitere Verletzungen.

Das **NEF 2** sei mittlerweile eingetroffen und habe die Versorgung der **Patienten B** und **C** übernommen.

Frage E: *Weiteres Vorgehen ?*

A 3. Verlauf:

Die zwischenzeitlich fortgeführten Punktionsversuche der Vena subclavia links bleiben am weiterhin sitzenden **Patienten A** erfolglos. Das Monitor-EKG zeigt ein unverändertes Bild mit der Tendenz zu weiterer Frequenzabnahme.

Ein Rettungsassistent aus dem RTW 1 kommt mit der Bitte, dem **NA 2** bei der Intubation des **Patienten B** zu helfen.

NA 1 beauftragt den **einzuweisenden Kollegen**, weiterhin zu versuchen, bei **Patient A** einen Zugang zu legen und begibt sich in den RTW 1.

4. Lage im RTW 1:

Auf dem Beifahrersitz im RTW sitzt die Ehefrau (**Patient C**) und schaut durch das Glasfenster besorgt nach hinten in den Behandlungsraum.

Die beiden NÄ sind sich persönlich nicht bekannt.

NA 2 berichtet, daß er sich zur Intubation entschlossen habe, da der **Patient B** zunehmend über Atemnot geklagt habe.
Er habe ihm 0,1mg FENTANYL®, 5mg DORMICUM® und 10mg HYPNOMIDATE® zur Narkoseeinleitung gespritzt, könne jetzt aber die Stimmritze nicht einstellen.

Frage F: *Weiteres Vorgehen bei **Patient B** ?*

Patient B

B 2. Weitere Therapie und Verlauf:

B2.1   Eine assistierte Maskenbeatmung durch **NA** 1 ist gut möglich, obwohl das Einlegen eines Gûdeltubus nicht toleriert wird.

B2.2   Kreislaufparameter: HF 130/min, RR 190/110 mmHg

B2.3   Über eine Venenverweilkanüle (18 G) läuft in zügiger Tropfenfolge eine Infusion mit 500 ml Ringer-Lösung.

B2.4   Nach Injektion von weiteren 0,2mg FENTANYL® und den restlichen 10mg HYPNOMIDATE® gelingt die orotracheale Intubation problemlos (Tubusgröße 8.0 mm ID).

B2.5   Anschluß an den Oxylog (AF 10/min, AMV 12 l, FiO_2 1,0).

B2.6   HF jetzt 100/min, RR 130/100 mmHG.

Frage G: *Welche zusätzlichen Angaben zur Anamnese / zum Unfallmechanismus bzw. klinischen Befunde werden zu **Patient B** noch benötigt ?*

NA 1 kehrt zu dem noch immer eingeklemmten **Patienten A** zurück.

| Patient A | A 4. Weiterer Verlauf: |

Auch dem **einzuweisenden Kollegen** ist es in der Zwischenzeit nicht gelungen, einen venösen Zugang zu schaffen.

Das Monitor-EKG zeigt jetzt nur noch vereinzelte Herzaktionen, die Pupillen sind beidseits weit und lichtstarr.

Entschluß, keine weiteren Punktionsversuche zu unternehmen, Einstellung der Beatmung und Protokollieren des Todeszeitpunktes.

Information von Feuerwehr und Polizei.
Es wird verabredet, daß der Tote nach der Bergung in das Institut für Rechtsmedizin gebracht und die Todesbescheinigung später dorthin nachgereicht wird.

NA 1 beauftragt den **einzuweisenden Kollegen**, sich zusammen mit der Besatzung von RTW 2 um die unverletzte **Patientin C** zu kümmern:

| Patient C | C2. Therapie und weiterer Verlauf: |

C2.1   Übernahme in den RTW 2

C2.2   Legen eines venösen Zuganges

C2.3   Einlieferung in das städtische Krankenhaus zum Ausschluß von Verletzungen.

C2.4   Die näher gelegene Universitätsklinik soll nicht angefahren werden.

NA 1 begibt sich erneut zu **Patient B** in den RTW 1 und informiert **NA 2** über den Tod von **Patient A** sowie über den Abtransport von **Patientin C**.

| *Frage H:*   *Weiteres Vorgehen ?* |

Lernbeispiele, keine Lehrbeispiele. Die Fallbeispiele beschreiben typische Problemsituationen in der täglichen notärztlichen Praxis. Sie sind nicht als Anleitung zur Behandlung bestimmt.

Da **NA 1** nun keinen Patienten mehr zu versorgen hat, bittet **NA 2** sich verabschieden zu dürfen, um seinem Wachgebiet wieder zur Verfügung zu stehen.

NA 1 erklärt sich bereit, den **Patienten B** zu übernehmen.
NA 2 verläßt den RTW und fährt zurück auf seine Wache.

Patient B

B 3. Aktueller Befund:

B3.1 Patient intubiert und maschinell beatmet:
(AF 12/min, AMV 9 l, FiO_2 1,0).

B3.2 HF 110/min, RR 170/100 mmHg.

B3.3 periphervenöse Zugänge am rechten Arm (18 und 16 G), es laufen zügig Ringer-Lösung Nr. 2 und HAES® Nr. 2.

B3.4 Bisherige Medikation: 0,5 mg FENTANYL®,
20 mg HYPNOMIDATE®,
5 mg DORMICUM®.

B3.5 Erneute Auskultation der Lunge (V.a. Rippenserienfraktur links): deutlich abgeschwächtes Atemgeräusch über der linken Lunge, ein hypersonorer Klopfschall ist nicht sicher zu perkutieren.

B3.6 Die Thoraxexkursionen scheinen seitengleich und atemsynchron.

B3.7 Die erneute Kontrolle der Tubuslage ergibt keine Hinweise auf Fehllage (22cm-Markierung auf Höhe der Zahnreihe).

| *Frage I:* | Vorläufige Diagnosen **Patient B** ? |

| *Frage J:* | Therapievorschläge **Patient B** ? |

| *Frage K:* | Weiteres Vorgehen ? |

Patient B

Vorläufige Diagnosen:

1.   Unterschenkelfraktur links (auf Vakuummatraze ruhiggestellt).

2.   Oberarmfraktur links (in Luftkammerschiene ruhiggestellt).

3.   V. a. Rippenserienfraktur links mit Pneumothorax links.

Patient B   B 4. Therapie:

B4.1   Entschluß zur Anlage einer Thoraxdrainage.

B4.2   Vorgabe von 5mg DORMICUM® und 0,25mg FENTANYL®.

B4.3   Anlage einer großlumigen Thoraxdrainage (Ch 28) unter sterilen Kautelen auf Höhe des 4. ICR, mittlere Axillarlinie.

B4.4   Es entleert sich weder Blut noch entweicht Luft.

B4.5   Der Auskultationsbefund bleibt unverändert. Annaht und steriler Verband.

B4.6   Anschluß eines Heimlich-Ventils an die Drainage.

Frage L: *Weiteres Vorgehen ?*

> *1.*   *Welche Maßnahmen sind vor dem Abtransport erforderlich ?*

> *2.*   *Zeitpunkt des Abtransportes ?*

> *3.*   *Welche Überwachung ist auf dem Transport erforderlich ?*

> *4.*   *Transportmittel: RTW ?, NAW ?, RTH ?*

> *5.*   *Welche Anforderungen sind an die Ausstattung des weiterbehandelnden Krankenhauses zu stellen ?*

Patient B	## B 5. Transport und Einlieferung:

Nach Voranmeldung des Patienten über die Leitstelle jetzt Beginn des Abtransports mit schonender Fahrt im NAW unter fortlaufender Kontrolle der Vitalfunktionen in die nahe gelegene Universitätsklinik.

Während des Transports werden Ringer-Lösung Nr.3 und 4 infundiert.

Ferner ist wegen Gegenatmung des Patienten die nochmalige Injektion von 5mg DORMICUM® und 0,25mg FENTANYL® erforderlich.

Nach etwa 10 Minuten Fahrzeit wird der weiterhin kreislaufstabile Patient an das im Schockraum bereitstehende Aufnahmeteam übergeben.

Hinterlassen eines leserlichen Einsatzprotokolles.

Patient B	## B 6. Diagnosen in der Klinik:

B6.1   komplette Unterschenkelfraktur links

B6.2   mediale Humerusfraktur links

B6.3   Thoraxprellung mit Lungenkontusion links

B6.4   kein Hinweis auf Rippenfraktur, Pneumo- oder Hämatothorax

Frage M: *Abschlußdiskussion*

Lernbeispiele, keine Lehrbeispiele. Die Fallbeispiele beschreiben typische Problemsituationen in der täglichen notärztlichen Praxis. Sie sind nicht als Anleitung zur Behandlung bestimmt.

AGNN - Fallbeispiel Nr. 35

1. Alarmierung:

Über Fernschreiber:
Notfall Erkrankung. Nicht ansprechbare Person.
NEF, RTW mit ausgerückt.
Einsatzzeit: 18.10 Uhr

2. Anfahrtzeit:

4 Minuten

3. Lage

Der Einsatzort befindet sich in in einem Wohngebiet in relativer Nähe des Stützpunktes. Es handelt sich um ein Altbau (Mehrfamilienhaus).

Bei Eintreffen am Einsatzort sieht man den RTW in die Straße einbiegen.

Im ersten Stock wird von einer älteren Dame (aufgeregt) die Wohnungstür geöffnet. Im Türbereich des engen Badezimmers liegt eine ältere Dame.

Die Patientin (78 Jahre) habe ihre Freundin zum Kafeetrinken besucht und habe auf Toilette gehen wollen. Auf dem Wege dorthin sei sie plötzlich zusammengebrochen und sei nicht ansprechbar gewesen.

Die Patientin ist jetzt wieder ansprechbar und kann ihren Namen nennen.

Frage A:	Weiteres Vorgehen ?

4. Befund:

4.1   Bei der Untersuchung fällt eine Sprechdyspnoe auf.

4.2   Die Patientin ist schweißnaß. Ein peripherer Puls (A. radialis beidseits) lässt sich nicht palpieren. Ein RR-Wert lässt sich ebenfalls nicht auskultieren. Jedoch lassen sich schwache Pulse zentral (Leiste und Carotiden) palpieren.

Mittlerweile ist die RTW-Besatzung am Einsatzort eingetroffen. Wegen der beengten Lage in der Wohnung haben die beiden Rettungsassistenten keinen Sichtkontakt zur Patientin und zum Arzt.

4.3   Die Patientin gibt an, daß sie Marcumar® einnehmen würde. Der Quickwert sei konstant zwischen 18 und 25 % eingestellt. Sie äußert starke Schmerzen im Bereich der linken Leiste.

4.4   Es gelingt die Punktion zweier Venen in der rechten Ellenbeuge. Parallel erfolgt die Anlage von EKG-Elektroden, die auf der nassen Haut nur bedingt Kontakt haben.

Frage B: *Welche zusätzlichen Angaben zur Anamnese bzw. klinischen Befunde werden noch benötigt ?*

4.5. Auf Nachfragen nach dem Grund der Marcumartherapie, gibt die Patientin an, in der linken Leiste an den Gefäßen operiert worden zu sein. Ihr sei dort eine künstliche Ader eingesetzt worden.

4.6. Infusion von 500 ml Ringerlactat und 500 ml HAES® "im Schuß"

4.7. Im Verlauf zeigt sich eine progrediente Schwellung in der linken Leiste. Der proximale Oberschenkelumfang hat annähernd das doppelte der Gegenseite erreicht.

Frage C:	Vorläufige Diagnosen ?

Frage D:	Therapievorschläge ?

Vorläufige Diagnosen :

1.   Hypovolämische Schock

2.   Einblutung linke Leiste unter Marcumar®

5. Therapie und Verlauf:

5.1   Das Monitor-EKG zeigt eine Sinustachykardie mit einer Frequenz von 120/min
ohne weitere Auffälligkeiten.

5.2   Punktion einer Handrückenvene durch eine weitere großlumige (14 G)
Verweilkanüle.

5.3   Die RTW-Besatzung wird angewiesen die Trage zügig zu holen und den
Abtransport vorzubereiten.

Frage E:	Weiteres Vorgehen ?

1.	Welche Maßnahmen sind vor dem Abtransport erforderlich ?

2.	Zeitpunkt des Abtransportes ?

3.	Welche Überwachung ist auf dem Transport erforderlich ?

4.	Transportmittel: RTW ?, NAW ?, RTH ?

5.	Welche Anforderungen sind an die Ausstattung des weiterbehandelnden Krankenhauses zu stellen ?

6. Transport und Einlieferung:

Unter fortlaufender Infusion von Haes® und Ringer-Lactat-Lösung (teilweise mit Druckbeutel) wird die Patientin mit dem RTW und Arztbegleitung in ein nahegelegenes Krankenhaus der Maximalversorgung transportiert.

Über die Leitstelle erfolgt die Anmeldung mit der Verdachtsdiagnose einer massiven Einblutung unter Marcumartherapie.

Während des Transportes läßt sich erstmals osszillometrisch ein RR-Wert von 80 mmHg ableiten. Eine periphere Ableitung der Sauerstoffsättigung gelingt nicht.

Bis zum Erreichen der Klinik sind insgesamt 1000 ml Ringer-Lösung und 1000 ml Haes-Lösung infundiert worden.

Übergabe an die weiterbehandelnden Kollegen und Anfertigung eines leserlichen Einsatzprotokolles.

7. Klinischer Verlauf:

Die bei Aufnahme durchgeführte Sonografie zeigt ein massives Hämatom im Bereich der linken Leiste. Der Hämatokrit bei Aufnahme beträgt 21%. Die unmittelbar durchgeführte gefäßchirurgische Versorgung zeigt ein rupturiertes Nahtaneurysma. Im Verlauf werden multiple Ery-Konzentrate transfundiert.
Die Marcumartherapie wird abgesetzt. Die Patientin verläßt die Klinik nach 14 Tagen beschwerdefrei.

Frage F: *Abschlußdiskussion*

Lernbeispiele, keine Lehrbeispiele. Die Fallbeispiele beschreiben typische Problemsituationen in der täglichen notärztlichen Praxis. Sie sind nicht als Anleitung zur Behandlung bestimmt.

AGNN - Fallbeispiel Nr. 36

1. Alarmierung:

Über Fernschreiber: *Straßenunfall. Vermutlich Sturz aus dem 8. Stock.*
Einsatz NEF, RTW mit ausgerückt.
Einsatzzeit: 21.30 Uhr

2. Anfahrtzeit:

12 Minuten

Während der Anfahrt erfolgt keine Rückmeldung des RTW (die Rettungswache liegt ca. fünf Fahrminuten vom Einsatzort entfernt).

3. Lage

Jahreszeit: Oktober, Außentemperatur ca. 15°C, trockene Witterung.

Der Einsatzort befindet sich in in einem Wohngebiet mit teilweiser Hochhausbebauung.

Bei Eintreffen an der angegeben Adresse sieht man zwei Polizeiwagen und einen RTW. Der Einsatzort ist von der Straße aus nicht zu erkennen.

Vor dem Eingangsbereich eines Hochhauses liegt eine junge Frau auf dem Boden. Auf Befragen berichten die Polizeibeamten, daß die Patientin wohl aus dem 8. Stock in fraglich suizidaler Absicht gesprungen sei. Sicher sei dieser Hergang jedoch nicht. Auch seien zur Zeit noch keine Personalien bekannt.

Der Vorplatz ist dunkel und nicht erleuchtet.

Frage A:	Weiteres Vorgehen ?

---

4. Befund:

4.1   Eine ca. 16 – 20 jährige junge Frau liegt halb auf dem Bauch und stöhnt.

Die Rettungsassistenten des RTW haben die Kleidung am Rücken aufgeschnitten und sind gerade damit beschäftigt EKG-Elektroden auf dem Rücken der Patientin zu platzieren.
Dieses wird durch den Arzt unterbrochen und die Frau wird auf den Rücken gedreht.

4.3   Die Patientin ist nicht ansprechbar und reagiert nicht auf Schmerzreize.

4.3   Die Pupillen sind isokor, das Hautkolorit blaß, periphere Pulse lassen sich nicht palpieren.

4.4   Es gelingt die Punktion zweier Venen in der rechten Ellenbeuge und zwei großlumige Venenverweilkanülen (16 G) können plaziert werden. Paralell erfolgt die Anlage von EKG-Elektroden.

Frage B: *Welche zusätzlichen Angaben zur Anamnese bzw. klinischen Befunde werden noch benötigt ?*

Lernbeispiele, keine Lehrbeispiele. Die Fallbeispiele beschreiben typische Problemsituationen in der täglichen notärztlichen Praxis. Sie sind nicht als Anleitung zur Behandlung bestimmt.

Entschluß zur oralen Intubation. Paralell entwickelt die Patientin zügig eine Schnappatmung.

Zwischenzeitlich werden "im Strahl" 500 ml Ringer-Lactat-Lösung und 500 ml Haes® infundiert. Zwei Polizeibeamte werden gebeten, die Infusionen zu halten und mit ihren Taschenlampen zu leuchten.

4.6. Bei der körperlichen Untersuchung fällt eine diskrete Blutung aus dem linken Ohr auf. Das Becken ist instabil und das Abdomen zeigt bei der sonst schlanken Patientin eine suspekte Fülle.

4.6. Einführen des Laryngoskopes. Hierbei noch diskrete Gegenwehr. Injektion von 20 mg Hypnomidate® i.v. Anschließend problemlose Intubation (Tubus 7,0) und maschinelle Beatmung (AMV 8,0 Liter, F 12/min, FiO² 1,0).

Frage C: *Vorläufige Diagnosen ?*

Frage D: *Therapievorschläge ?*

Vorläufige Diagnosen :

1.　Polytraumatisierte Patientin

5. Therapie und Verlauf:

5.4　Das Monitor-EKG zeigt eine Sinustachykardie mit einer Frequenz von 120/min ohne weitere Auffälligkeiten.

5.5　Die RTW-Besatzung wird angewiesen eine Schaufeltrage, sowie eine Vakuummatraze zügig zu holen und den Abtransport vorzubereiten.

Frage E:　Weiteres Vorgehen ?

1.　Welche Maßnahmen sind vor dem Abtransport erforderlich ?

2.　Zeitpunkt des Abtransportes ?

3.　Welche Überwachung ist auf dem Transport erforderlich ?

4.　Transportmittel: RTW ?, NAW ?, RTH ?

5.　Welche Anforderungen sind an die Ausstattung des weiterbehandelnden Krankenhauses zu stellen ?

6. Transport und Einlieferung:

Nach Anlage einer Stiffneck-Krawatte wird die Patientin mit Hilfe der Schaufeltrage auf der Vakuummatraze gelagert.

Im Verlauf fällt eine Zunahme des Abdomenumfanges auf. Im RTW läßt sich oszillometrisch ein systolischer Blutdruck von 70 mmHg messen. Eine periphere Ableitung der Sauerstoffsättigung gelingt nicht.

Beide Pupillen bleiben isokor. Unter fortlaufender Infusion von Haes® und Ringer-Lactat-Lösung (teilweise mit Druckbeutel) wird die Patientin mit dem RTW und Arztbegleitung in die nahegelegene Universitätsklinik transportiert.

Über die Leitstelle erfolgt die Anmeldung mit der Diagnose: Intubierter polytraumatisierter Patient nach Sturz aus dem 8. Stock, ca. 20 Jahre alt.

Plötzlich zeigt sich eine Verlangsamung der bis dahin konstanten Herzfrequenz (120/min) auf 50 --60/ min. Nach Gabe von 0,5 mg Atropin steigt die Frequenz auf 100/min.

Die Patientin bleibt weiterhin kreislaufinstabil.

Bis zum Erreichen der Klinik sind insgesamt 1000 ml Ringer-Lösung und 1500 ml Haes-Lösung infundiert worden.

Übergabe an die weiterbehandelnden Kollegen und Anfertigung eines leserlichen Einsatzprotokolles.

7. Klinischer Verlauf:

Die bei Aufnahme durchgeführte Sonografie zeigt freie abdominelle Flüssigkeit. Der Hämatokrit bei Aufnahme beträgt 20%. Noch im Schockraum werden multiple Ery-Konzentrate (0 Rh neg.) transfundiert.

Die unmittelbar durchgeführte Laparatomie zeigt intraabdominell nur wenig freie Flüssigkeit, jedoch eine riesiges retroperitoneales Hämatom.

Es gelingt nicht, einen stabilen Kreislauf herzustellen, und die Patientin verstirbt 90 Minuten nach Einlieferung im protrahierten Schock

Frage F: Abschlußdiskussion

Notizen

Lernbeispiele, keine Lehrbeispiele. Die Fallbeispiele beschreiben typische Problemsituationen
in der täglichen notärztlichen Praxis. Sie sind nicht als Anleitung zur Behandlung bestimmt.

Notizen

Lernbeispiele, keine Lehrbeispiele. Die Fallbeispiele beschreiben typische Problemsituationen in der täglichen notärztlichen Praxis. Sie sind nicht als Anleitung zur Behandlung bestimmt.

Notizen

Lernbeispiele, keine Lehrbeispiele. Die Fallbeispiele beschreiben typische Problemsituationen in der täglichen notärztlichen Praxis. Sie sind nicht als Anleitung zur Behandlung bestimmt.

Notizen

Lernbeispiele, keine Lehrbeispiele. Die Fallbeispiele beschreiben typische Problemsituationen
in der täglichen notärztlichen Praxis. Sie sind nicht als Anleitung zur Behandlung bestimmt.

Notizen

Lernbeispiele, keine Lehrbeispiele. Die Fallbeispiele beschreiben typische Problemsituationen
in der täglichen notärztlichen Praxis. Sie sind nicht als Anleitung zur Behandlung bestimmt.

Notizen

Lernbeispiele, keine Lehrbeispiele. Die Fallbeispiele beschreiben typische Problemsituationen in der täglichen notärztlichen Praxis. Sie sind nicht als Anleitung zur Behandlung bestimmt.

Notizen

Lernbeispiele, keine Lehrbeispiele. Die Fallbeispiele beschreiben typische Problemsituationen in der täglichen notärztlichen Praxis. Sie sind nicht als Anleitung zur Behandlung bestimmt.